Handwerk der Psychotherapie
Band 1

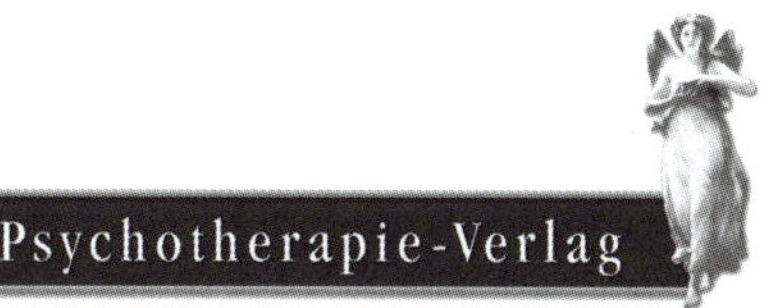

Handwerk der Psychotherapie

herausgegeben und begründet von

Steffen Fliegel, Münster

Arist von Schlippe, Osnabrück/Witten

Ulrich Streeck, Göttingen

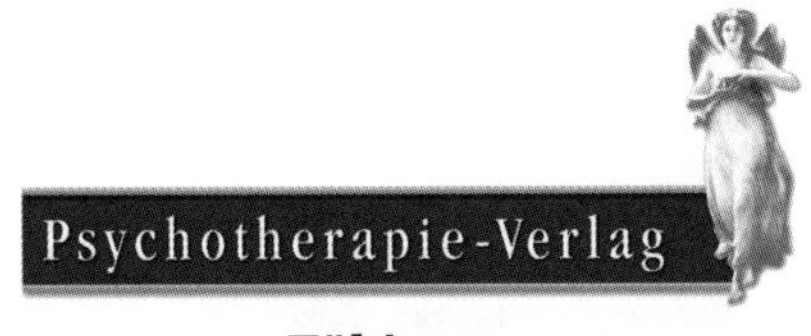

Tübingen

Ulrike Borst

Systemische Therapie

herausgegeben
von
Arist von Schlippe

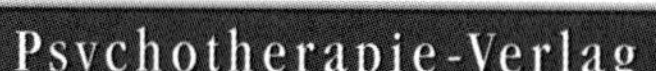

Tübingen
2013

Kontaktadresse

Dr. rer nat. Ulrike Borst
Ausbildungsinstitut für systemische Therapie und Beratung
Klosbachstraße 123
CH-8032 Zürich

E-Mail: borst@ausbildungsinstitut.ch

Bibliografische Information der Deutschen Nationalbibliothek
Die Deutsche Nationalbibliothek verzeichnet diese Publikation in der Deutschen Nationalbibliografie; detaillierte bibliografische Daten sind im Internet über http://dnb.d-nb.de abrufbar.

Hechinger Straße 203
72072 Tübingen

E-Mail: mail@psychotherapie-verlag.com
Internet: www.psychotherapie-verlag.com

Umschlag: Winkler_Design, Tübingen
Gestaltung & Satz: Julia Franke, Tübingen
Belichtung: KOPP – desktopmedia, Nufringen
Druck: Druckerei Deile GmbH, Tübingen
Bindung: Nädele Verlags- und Industriebuchbinderei, Nehren

ISBN 978-3-86333-001-9

Inhalt

Geleitwort des Buchherausgebers

Nicht erst mit ihrer Anerkennung als wissenschaftliches Verfahren hat diese Therapieform ihren Platz im Kreis der seriösen Therapieverfahren eingenommen. Durch die Anerkennung des Wissenschaftlichen Beirats Psychotherapie bekam diese Therapieform ihre Bedeutung in einem besonderen Zugang zu seelischen Wirklichkeiten und ihren Störungen bestätigt. In gewisser Weise steht die systemische Therapie „quer" zu anderen Therapieformen, wobei sie zum einen jedes Phänomen konsequent in einen sozialen Kontext stellt und zum anderen kontinuierlich danach fragt, wie unsere Weise, die Dinge zu beschreiben, wiederum auf das Beschriebene rückwirkt. Mit anderen Worten: Systemische Praxis ist angewandte Erkenntnistheorie. Bei jeder Intervention kann gefragt werden, ob durch sie die Landkarten und Spielräume des Gegenübers erweitert oder verringert werden, ob neue Möglichkeiten entstehen oder der Zugang von Menschen zu ihrer potentiell unbegrenzten Komplexität erschwert wird.

Dies sind Fragen, die aus einer systemischen Sicht kritisch an jede Therapieform, jede „Schule" gestellt werden können.

Dieses Buch, als Erstes in der Reihe der psychotherapeutischen Werkstatt, hat den Anspruch, insbesondere den Fachleuten anderer Verfahren die systemische Therapie näherzubringen und durch ihre Haltung, ihre theoretischen Gedanken, ihre Beziehungsgestaltung und insbesondere ihre Methodik das eigene Handwerkszeug zu ergänzen.

Ich wünsche diesem Buch, dass die Impulse, die sich aus diesem Ansatz ergeben, Ihnen, liebe Leserin und lieber Leser, helfen können, einen kritischen Rück-Blick auf das eigene Denken und Handeln zu wagen und sich so mit einer Haltung der Selbstreferenz in Bezug auf die eigene Praxis anzufreunden.

Osnabrück/Witten, im Sommer 2013 *Arist von Schlippe*

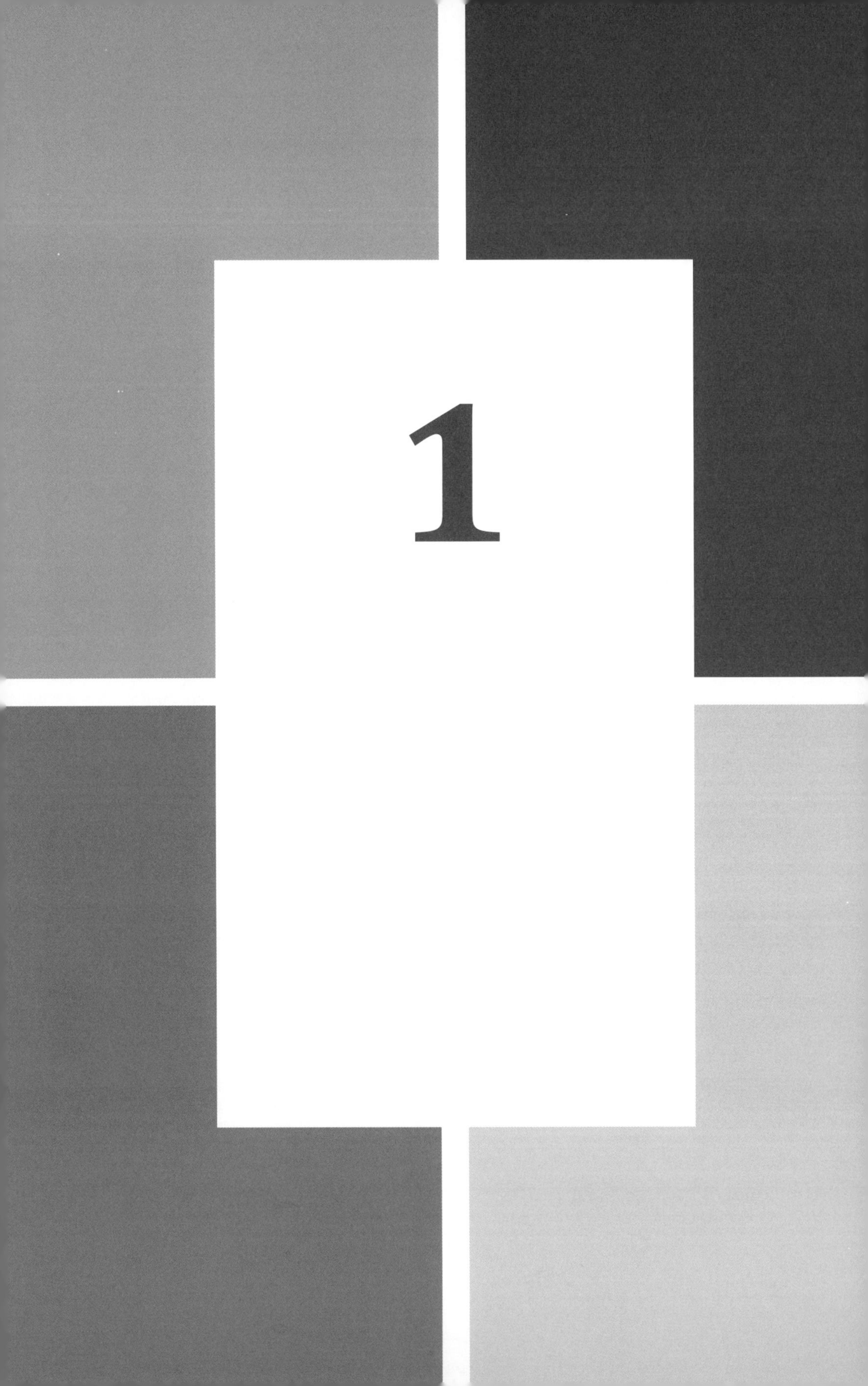
1

Was die Erfahrung zeigt: Fallbeispiele, die für integrierende systemische Therapie sprechen

Die folgenden zwei Fallbeispiele stellen die Suchprozesse dar, wie sie typischerweise während eines Therapieverlaufs stattfinden. Im Nachhinein sieht man den richtigen Weg klarer; zu jedem gegebenen Zeitpunkt der Therapie stellen sich aber viele Fragen, ob es so und nicht anders gemacht werden müsste. Sozusagen „invariant auf einer Metaebene" ist in der systemischen Therapie nur die Vorgehensweise, den Kontext problematischen Verhaltens zu berücksichtigen und deshalb die Familie und andere Systeme ringsherum einzubeziehen, sei es gedanklicher Art (erster Fall) oder *in realiter* (zweiter Fall).

Die beiden Fallbeispiele zeigen aber auch, wie Techniken und Methoden, die anderen Verfahren entlehnt wurden, in eine genuin systemische Therapie integriert wurden.

1.1 Herr A.: PTSD – als Diagnose ausreichend?

Herr A. stammt aus Bosnien und kam 1992 als Flüchtling in die Schweiz. Er tritt wegen anhaltender, aber wechselnder Schmerzen in das große somatische Spital der Kantonshauptstadt ein: Meist sind Rücken und Kopf betroffen, aber auch in Beinen oder Armen tut es ihm weh. Nachts schreckt Herr A. häufig auf. Bilder aus dem Krieg, den er größtenteils in Konzentrationslagern verbracht hat, tauchen dann blitzartig wieder auf. Wenn er sich an die Geschehnisse im Lager erinnert, muss er auch tagsüber heftig würgen. Zu Hause hält er es kaum noch aus. Seine Frau und die vier Kinder – drei Söhne, eine Tochter, wobei die Tochter bereits zwanzig ist – schreit er häufig an. Am Arbeitsplatz häufen sich die Fehlzeiten, der Arbeitgeber hat schon mit Kündigung gedroht.

Im Spital wird keine organische Ursache der Schmerzen festgestellt. Nur sein Bluthochdruck und der Diabetes stellen Krankheiten dar, für die es klare Behandlungsleitlinien gibt. Um dem Patienten dennoch zu helfen, werden schlussendlich zehn verschiedene Medikamente verordnet. Als Herr A. eines Tages einer Krankenschwester gegenüber Suizidgedanken äußert, wird konsiliarisch ein Psychiater hinzugezogen. Dieser diagnostiziert eine posttraumatische Belastungsstörung und überweist Herrn A. in die psychiatrische Klinik.

Kurz nach dem Eintritt in die Psychiatrie erfährt Herr A., dass seine Tochter sich verlobt hat. Er ist empört, dass er nicht gefragt worden ist, und bricht den Kontakt zur Tochter ab. Am Telefon ist vom Sohn zu erfahren, dass Herr A. durch seine Krankheit daheim kaum noch als Familienoberhaupt akzeptiert wird.

Die psychotherapeutische und medizinische Behandlung geht nun Hand in Hand. Die Psychologin, die die Fallführung übernommen hat, beginnt mit Hilfe eines Dolmetschers, sich die Lagererlebnisse schildern zu lassen. Im gleichen Zeitraum vermittelt die Bewegungstherapeutin Herrn A. elementare Kenntnisse in Entspannungstechniken. Die Ärztin setzt allmählich die verschiedenen Beruhigungs-, Schlaf- und Schmerzmedikamente ab. Der Sozialarbeiter nimmt mit Einverständnis von Herrn A. Kontakt zum Arbeitgeber auf, um über einen schrittweisen Wiedereinstieg am Arbeitsplatz zu verhandeln.

Nun werden in den psychotherapeutischen Sitzungen die Erinnerungen an die Erlebnisse vertieft, nachdem Herr A. zunächst jeweils seine Entspannungsübungen gemacht hat. Trotzdem ist jede Sitzung wieder belastend, und Herr A. schwitzt jedes Mal stark. Er lernt aber, aus dem Lager an einen „sicheren Ort" zurückzukehren – dies alles in der Vorstellung. Die Psychologin achtet darauf, dass die Erinnerungen nicht überwältigend werden. Auch das Therapiezimmer ist ein sicherer Ort, der Dolmetscher und die Psychologin sind inzwischen vertraute Personen. Nach den Vorstellungsübungen, die jeweils nur etwa zwanzig Minuten dauern, stellen sie noch viele Fragen zur Lebenssituation vor dem Krieg und erfahren, dass Herr A. in seinem Heimatort ein wohlhabender und angesehener Mann war. Er sagt, er sei der glücklichste Mann der Welt und „ein Mann wie ein Bär" gewesen. In der Schweiz fühle er sich dagegen immer noch fremd.

Bereits nach der dritten Vorstellungsübung gehen die Symptome langsam zurück. Nach der sechsten Übung sagt Herr A. dann plötzlich, nun sei es ihm viel wichtiger, über die Situation in der Familie zu sprechen. Er stehe inzwischen völlig isoliert da, weil sich Frau und Söhne auf die Seite der verstoßenen Tochter geschlagen hätten.

Die Psychologin plant ein Familiengespräch. Frau A. ist jedoch so auf Distanz zu ihrem Mann gegangen, dass sie mehrere Termine platzen lässt. Also muss es anders gehen: Die psychotherapeutischen Gespräche haben nun den Schwerpunkt auf der Rolle, die Herr A. in seiner Familie innehat. Der älteste Sohn hat inzwischen beinahe die Rolle des Familienoberhaupts übernommen, Herr A. scheint ein wenig abgeschoben worden zu sein in die Klinik. Mit seinem Ärger über die Verlobung der

Tochter steht er alleine da. Bei der Erhebung des Genogramms und der Erörterung der dazugehörigen Familiengeschichten stellt sich heraus, dass beide Schwestern von Herrn A. ohne Zustimmung der Eltern geheiratet haben und Herr A. damals als Ältester eine versöhnende Rolle zwischen Vater und Schwestern eingenommen hat. Diese Parallele („Die Frauen der Familie A. machen, was sie wollen, und ihre Väter ziehen sich schmollend zurück") beginnt ihn zu amüsieren. Er kommt allmählich zu der Erkenntnis, dass er eigentlich nur seine Tochter vor einer unglücklichen Ehe mit einem womöglich gewalttätigen Ehemann schützen wolle und dass er das am besten tun könne, indem er den zukünftigen Schwiegersohn kennen lernt.

Vier Monate nach Eintritt in die Klinik wird Herr A. zu seiner Familie entlassen. Er ist nun bereit, seine Tochter und ihren Verlobten in die Familie aufzunehmen. Er beginnt zunächst probeweise, zu 50 % am alten Arbeitsplatz zu arbeiten. Die Schmerzen sind zwar nicht ganz verschwunden, sie scheinen Herrn A. aber weniger zu plagen. Das Würgen tritt nicht mehr auf. Er schläft meistens durch, Schlafmittel braucht er dazu nicht mehr. Die Zahl der Medikamente hat sich bis zur Entlassung von zehn auf drei reduziert.

Fazit: Herr A. bekam zunächst eine Vielzahl somatischer Diagnosen, dann die Diagnose einer PTSD. Aber auch mit der neuen psychiatrischen Diagnose war dem Kontext nicht Genüge getan: Zwar reduzierte die „richtige" evidenzbasierte Technik der imaginativen Traumatherapie (in den Vorstellungsübungen) die Symptome, aber erst die Berücksichtigung der familiären Situation ermöglichte schlussendlich die Entlassung aus der Klinik. Durch die

- Neu-Bewertung von Ereignissen in der Familiengeschichte und
- durch zirkuläre Wirklichkeits- und Möglichkeitsfragen zu den Interaktionen in der gegenwärtigen Familie (vergleiche in Kapitel 4.2 Punkte c und d)

waren in der zunächst unübersehbaren Summe an Kriegserlebnissen, Symptomen, Familienstreitigkeiten und Sorgen erst allmählich ein Zusammenhang und eine Sinnstruktur zu erkennen. Wäre der Fokus auf Herrn A. und seinen Symptomen geblieben, wäre er womöglich heute noch Dauerkunde medizinischer Einrichtungen.

1.2 Herr D.: Ferien vom Zwang

Die Geschichte von Roland D. ist ein Beispiel dafür, wie ein Sohn den von den Eltern gewünschten und vorgezeichneten Weg mit Hilfe einer psychischen Störung verlässt, ohne offen zu rebellieren, und dabei gleichzeitig dafür sorgt, dass die sehr verschiedenen Interessen der Eltern nicht zu deren Trennung führen.

Doch zunächst zur aktuellen Situation zu Beginn der Therapie. Roland D. ist auf Drängen seiner Eltern zum vierten Mal in die psychiatrische Klinik eingewiesen worden und ist wegen seiner außerordentlich starken Zwangsstörung zunächst auf der Akutstation. Dort wird er von einem Pflegefachmann aufopferungsvoll bei der Ausführung seiner Kontrollhandlungen unterstützt. Solange der Pflegefachmann im Dienst ist, hilft er Roland D. in beinahe 1:1-Betreuung dabei, seine persönliche Habe auf mikroskopisch kleine Papierschnipsel abzusuchen, die nach Angaben von Roland D. etwas Schreckliches und Gefährliches – was er aber nicht weiter erläutert – offenbaren würden, wenn sie in die falschen Hände gerieten, und ihn ins Gefängnis bringen würden. Diese Symptome werden als Zeichen einer Schizophrenie verstanden und antipsychotisch mit bis zu 900 mg Clozapin behandelt, was Roland D. etwas müde macht, aber die Zwangssymptome nicht wesentlich lindert.

Als klar wird, dass die Störung durch die Hilfestellungen des Pflegefachmannes nicht geheilt werden und die Hospitalisation länger dauern würde, wird Roland D. auf die Spezialstation für psychosekranke Patienten verlegt. Hier gerät er zunächst in noch größere Angst – denn der nun zuständige Pflegefachmann ist seiner Ansicht nach wegen einer Fehlsichtigkeit weniger gründlich in den Kontrollen. Die Idee des Teams ist nun außerdem, den Zwang mit einer Reaktionsverhinderung zu beheben. Roland D. wehrt sich heftig gegen diesen Plan. Erst einige Zeit später stimmt er einem Kompromiss zu: An jedem ungeraden Tag hilft das Teamitglied der Frühschicht

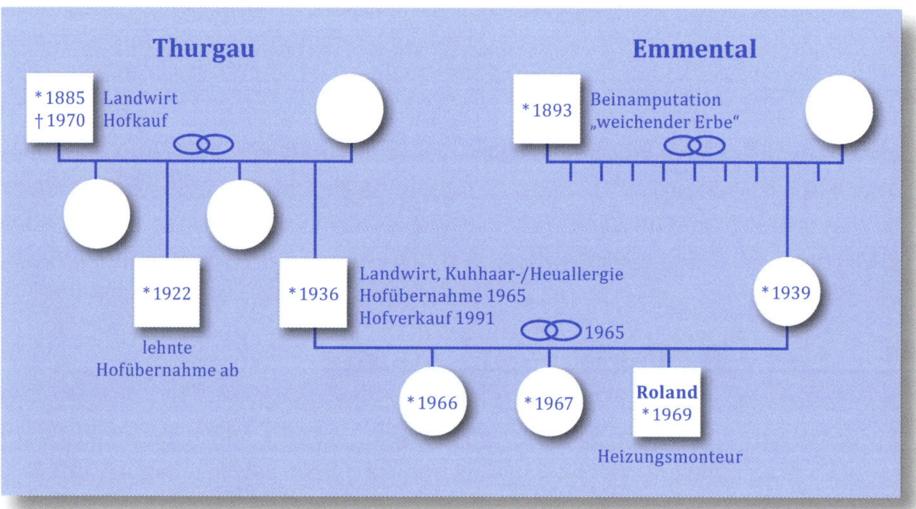

Abbildung 1: *Genogramm der Familie D.*

bei den Kontrollen, an jedem geraden Tag kontrolliert er allein. Diese Abmachung wird schriftlich fixiert („erster Vertrag").

Parallel dazu ist aus seiner Familiengeschichte Folgendes zu erfahren:

Roland D. wird Ende der Sechzigerjahre als jüngstes Kind eines Landwirtpaars geboren. Seine beiden Schwestern sind wenig älter. Der Vater, ebenfalls Jüngster, stammt aus der Ostschweiz. Dessen Vater wiederum hatte in Zeiten des Zweiten Weltkriegs einen kleinen Hof gekauft, den der um 14 Jahre ältere Bruder nicht übernehmen wollte. Der Vater von Roland D. kam aber für die Eltern als Hoferbe erst in Frage, als er über eine Zeitungsanzeige eine Ehefrau gefunden hatte und heiratete. Zu diesem Zeitpunkt war der Großvater von Herrn D. bereits über 80 Jahre alt.

Die Mutter stammt aus dem Emmental, wo sie als zweitjüngstes von neun Kindern ebenfalls in bäuerlichem Milieu aufwuchs, allerdings nicht auf einem familieneigenen Hof. Ihr Vater nämlich hatte wegen einer Gehbehinderung keine Chance auf einen eigenen Hof gehabt. Auf die erwähnte Heiratsannonce von Herrn D. antwortet Frau D.s Mutter, um ihre Tochter als Heiratskandidatin ins Gespräch zu bringen. Frau D. fügt sich ohne weitere Diskussionen dem Wunsch der Mutter, heiratet umgehend und zieht in die Ostschweiz.

Die Eltern von Roland D. bewirtschaften den Hof 25 Jahre lang und verkaufen ihn dann. Hätten sie ihn vorher verkauft, hätte der Erlös mit den drei Geschwistern des Vaters geteilt werden müssen, und es wären Steuern fällig geworden. Vor dem Verkauf gilt Roland D. seinen Eltern als tüchtige Hilfe. Bereits mit sechs Jahren lernt er Traktor fahren. Diese Hilfe ist umso nötiger, als der Vater eine Kuhhaar- und Heuallergie entwickelt.

Roland D. wird 19-jährig erstmals psychiatrisch hospitalisiert. Die Diagnose lautet „paranoid-schizophrene Ersterkrankung". Die Mutter berichtet, der früher so brave Bub habe im Jahr zuvor öfters einmal in Wirtschaften verkehrt und sei angetrunken nach Hause gekommen. Ein attraktives Mädchen, zu dem er gerne eine Beziehung eingegangen wäre, habe ihn abgewiesen, was in ihm Enttäuschung und Wut ausgelöst habe. Roland selbst ist im Gespräch zunächst nahezu stumm. Das ändert sich später, was auf die antipsychotische Medikation zurückgeführt wird. Nach zwei Wochen wird Roland D. bereits wieder entlassen und schließt kurz darauf seine Lehre als Heizungsmonteur ab, arbeitet aber danach nicht in diesem Beruf, sondern hilft weiterhin auf dem elterlichen Hof.

Gut zwei Jahre später wird Roland D. auf Drängen der Eltern wieder eingewiesen. Die Eltern sind enttäuscht, dass ihr Sohn den Hof nicht übernehmen will. Roland D. selbst spricht mit leiser Stimme von großen Problemen, die er habe, mehr Einblick in sein Erleben gibt er nicht. Er wünscht sich, mit therapeutischer Hilfe eine berufliche Perspektive entwickeln zu können. Nach zehntägigem Aufenthalt wird er entlassen.

Weitere zwei Jahre später wird Roland D. erneut hospitalisiert, dieses Mal für drei Wochen. Er erzählt von Akten, die er kürzlich vernichtet habe, da sie belastendes Material über ihn enthalten hätten. Er deutet vage an, seine Vergehen hätten mit Drogen- und Alkoholkonsum sowie mit dem Lesen von Pornoheften zu tun. Die Therapeuten diagnostizieren nun definitiv eine Schizophrenie.

Die vierte und bis dato letzte Hospitalisation, deren Verlauf hier geschildert wird, erfolgt, als Roland D. knapp 30 Jahre alt ist.

In etlichen Familiengesprächen zeigt sich folgender Konflikt: Die Mutter hat Heimweh nach dem Emmental und würde gerne, da nun der geerbte Hof in der Ostschweiz verkauft ist, dort einen neuen Hof kaufen. Sie redet nahezu ohne Unterbrechung. Der Vater dagegen spricht nur, wenn es unbedingt nötig ist, und dann in Form von Einwortsätzen. Von diesen weiß man nie, ob sie Roland unterstützen sollen oder zynisch gemeint sind. Er scheint in der Ostschweiz bleiben zu wollen, will aber, mangels anderer Ideen, auch wieder einen Hof bewirtschaften. Beide Eltern können sich die Landwirtschaft aber nur mit Rolands Hilfe vorstellen.

Allmählich nimmt die Therapeutin in den Einzel- wie in den Familiensitzungen eine Umdeutung vor: Sie beschreibt Roland D.s Symptomatik als Methode, mit der er ausdrücken kann, dass er nicht landwirtschaftlich tätig sein will. Nach und nach stellt sich heraus, dass auch der Vater nie als Bauer arbeiten wollte, sondern lieber eine handwerkliche Lehre gemacht hätte, und auch die Mutter offenbart, dass sie eigentlich hatte studieren wollen. In den Einzelsitzungen arbeitet die Therapeutin auf eine Externalisierung des Zwangs hin. Roland gibt dem Zwang die Attribute einer Frau, mit der er anfängt zu diskutieren. Es gelingt ihm zunehmend, mit „der Zwänglerin“ um mehr Freizeit zu verhandeln und die Kontrollen ganz frech einzuschränken: In einer mittleren Phase kontrolliert er nur noch jeden zweiten Tag gründlich („zweiter Vertrag“), in der letzten Phase nur noch abends für ein Stündchen („dritter Vertrag“). Die größer werdenden Zeiträume ohne Zwangshandlungen verbringt er zuerst in der Arbeitstherapie, später in einer Fahrradwerkstatt. Sogar mehrtägige Ferien vom Zwang sind nun möglich.

Nach Austritt aus der Klinik wohnt er zwar wieder bei den Eltern. Die Landwirtschaft ist jedoch kein Thema mehr, und er geht weiterhin täglich zum Arbeiten aus dem Haus. Die Eltern führen ihre Auseinandersetzungen darüber fort, in welchem Landesteil sie künftig wohnen wollen. Zeitweise denken sie sogar an eine Trennung.

Fazit: Die eigene Biographie des Vaters, vor allem die verhinderte freie Berufs- und Partnerwahl, erscheint als unglücklich. Trotz Allergie muss der geerbte Hof über die Runden gebracht werden, und die Heirat steht ebenfalls im Dienste dieses Ziels. Während die Mutter ihr Heimweh wortreich ausdrückt, werden Vater und Sohn immer stiller. Der Sohn lernt auf diese Weise, seinen eigenen Weg über die gravierende

Symptomatik zu erkämpfen. Erst als die Bewirtschaftung des geerbten Hofs über 25 Jahre hinweg als Lebensleistung der Eltern gewürdigt wird und der Konflikt der Eltern über ihren weiteren Lebensweg offen zu Tage tritt, kann auch Roland D. den eigenen Weg offen vertreten. Je mehr er vom Vater hört, welche Wünsche und Ziele er früher hatte und heute hat, desto leichter fällt es ihm, seine eigenen Wünsche und Ziele auszudrücken. Die Symptomatik tritt in den Hintergrund. Die im Nachhinein als wirksam erscheinenden Methoden waren

- die Externalisierung des Zwangs (vergleiche in Kapitel 4.2 Punkt h *„Externalisierung“*) sowie
- die Familiengespräche in wechselnder Besetzung und mit zunehmender Wiedereinführung von Kommunikation über den Konflikt.

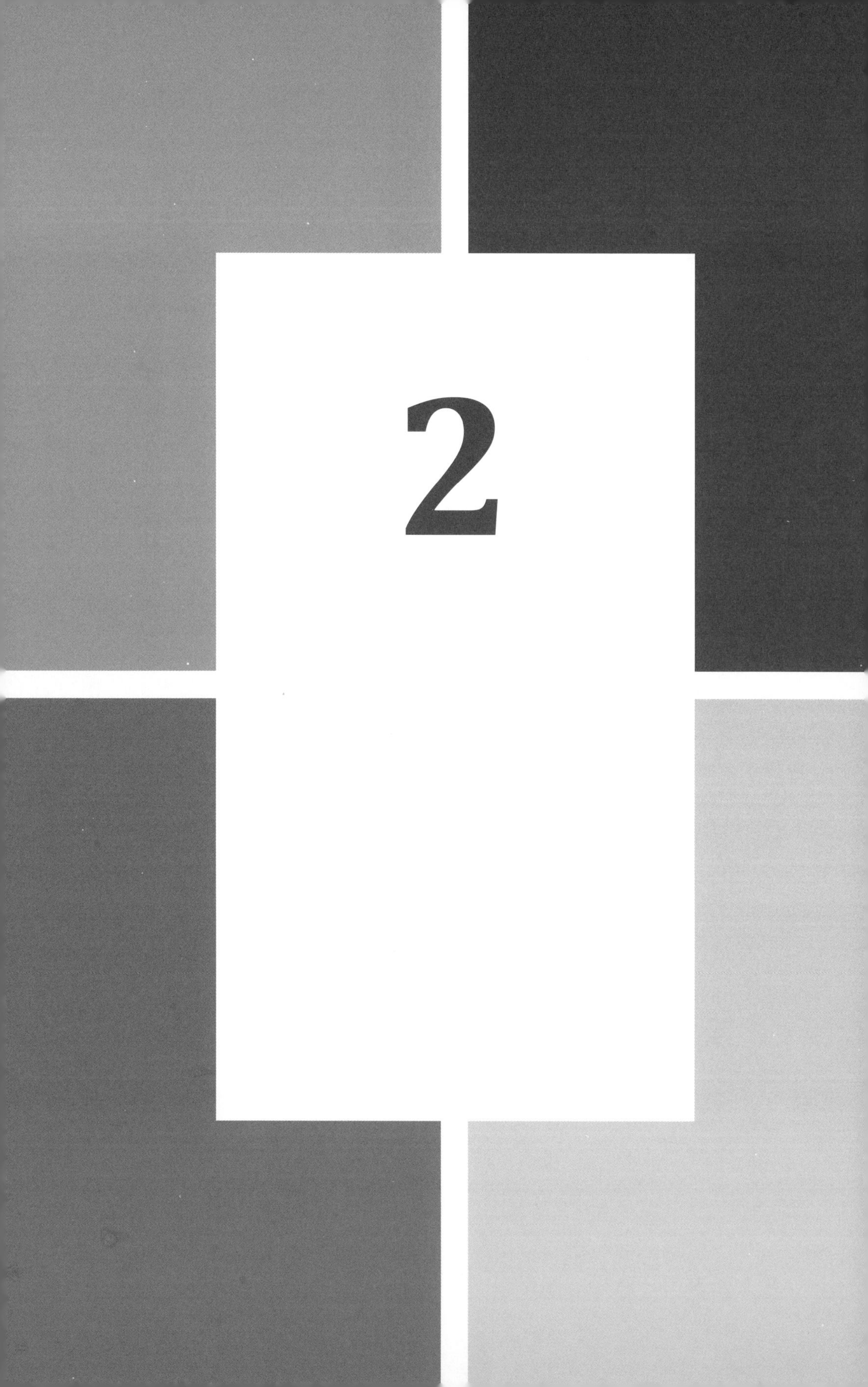
2

Grundlagen des therapeutischen Konzepts

2.1 Theoretische Wurzeln und historische Einordnung

Die systemische Therapie hat ihre theoretischen Wurzeln ursprünglich in der Kommunikationstheorie und in der Kybernetik. Wie bei den anderen Verfahren auch, ist jedoch im Nachhinein kaum noch auszumachen, welchen Einfluss die Theorie und welchen die Praxis für die Weiterentwicklung des Ansatzes hatte. Es entspricht auch geradezu einer grundlegenden Einstellung systemisch denkender Menschen, diese Einflüsse eben nicht als lineares Geschehen zu betrachten, sondern eine zirkuläre gegenseitige Befruchtung von Theorie und Praxis anzunehmen und zu nutzen.

Auch wird jede und jeder etwas anderes auf die Frage antworten, welches die wichtigsten Einflüsse waren. Und die gebotene Kürze der Darstellung verlangt nach Reduktion der Fülle. Die folgende Darstellung ist also als durchweg subjektiv gefärbte Auswahl zu betrachten; alle Vertreter der systemischen Zunft mögen verzeihen, wenn sie darin nicht oder nur am Rande vorkommen. Ausführlichere Darstellungen, wie etwa im Lehrbuch (von Schlippe & Schweitzer, 2012) und im Überblick von v. Schlippe (2010), werden dem Gegenstand eher gerecht. Hier soll es vorrangig um eine Geschichte gehen, die für Vertreter anderer Verfahren aufschlussreich ist.

Entsprechend dem eben Gesagten zeigt das Schaubild auf der folgenden Seite nicht nur die wichtigsten Wissenschaften, sondern eben auch die praktische Herkunft der Ideen, die für die Entwicklung der systemischen Therapie, wie sie sich heute darstellt, wesentlich waren und sind.

Ich wage hier eine Auflistung der Essenz aus all den theoretischen Wurzeln, und zwar in Form von Antworten auf die Frage: „Was heißt systemisch?“

- Aktueller Lebenskontext und Geschichtlichkeit stehen in dialektischem Verhältnis zueinander.
- Ursachen und Wirkungen stehen in zirkulären, nicht in linearen Zusammenhängen (Zirkularität und Nichtlinearität).

- Soziale Systeme organisieren sich selbst und sind nicht direkt instruierbar (Selbstorganisation).
- Wirklichkeit wird in Interaktionen ausgehandelt (Konstruktivismus).
- Das Ganze ist mehr als die Summe seiner Teile (Emergenz).
- Der Beobachter ist Teil des Systems (Kybernetik zweiter Ordnung).

Zu den einzelnen Punkten:

Die Dialektik von Geschichtlichkeit und aktueller Lebenssituation hat Karl Marx wie folgt ausgedrückt: „Die Menschen machen ihre eigene Geschichte, aber sie machen sie nicht aus freien Stücken, nicht unter selbstgewählten, sondern unter unmittelbar vorgefundenen, gegebenen und überlieferten Umständen. Die Tradition aller toten Geschlechter lastet wie ein Alp auf dem Gehirne der Lebenden."

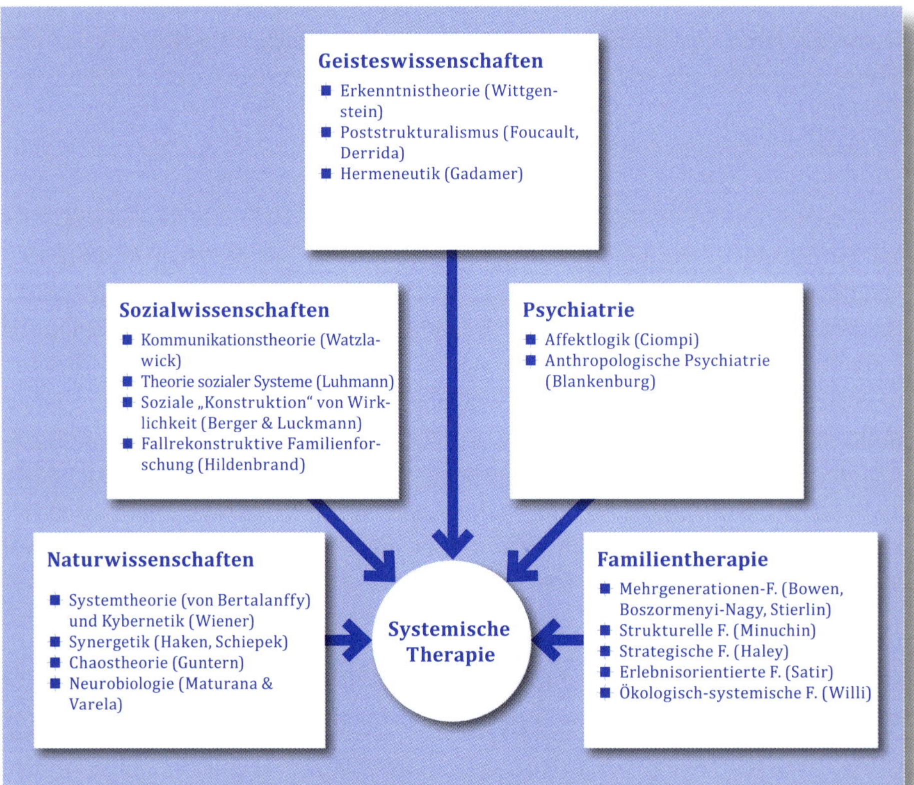

Abbildung 2: *Theoretische (und praktische) Wurzeln der systemischen Therapie*

(ebd., S. 226).[1] Wenn man also Lebensgeschichten betrachtet, kann man die dialektische Frage stellen, welche Gestaltungsmöglichkeiten des Vorgegebenen der betreffende Mensch hatte und hat, oder frei nach Sartre: Was macht der Mensch aus dem, was die Verhältnisse aus ihm gemacht haben?[2] Wie die „vorgegebenen" Strukturen entstehen, wie sie die aktuelle Lebenspraxis eines jeden prägen und wie sie untersucht werden können, ist Gegenstand der Kultursoziologie (z. B. Bourdieu, 1974) und der Familiensoziologie. Zu den resultierenden Verfahren einer fallrekonstruktiven Familienforschung vgl. Hildenbrand (2002, 2005a, 2005b), zur Genogrammarbeit Hildenbrand (2005a), zur Verwendung des Genogramms in der Therapie Kapitel 4.2 *„Typische Werkzeuge und Methoden"*.

Zirkularität wurde in der um 1945 entstehenden Kybernetik zum Schlagwort. Der ursprüngliche Titel der für die Entwicklung der Kybernetik bahnbrechenden Macy-Konferenzen (1946–1953) beinhaltet nicht zufällig Zirkularität als ersten Begriff: Circular Causal and Feedback Mechanisms in Biological and Social Systems. Ziel der Konferenzen war es, die Grundlagen für eine allgemeine Wissenschaft der Funktionsweise des menschlichen Geistes zu schaffen. Die Macy-Konferenzen markieren die Entstehung der Kognitionswissenschaft. Zu den Themen, die auf den Konferenzen behandelt wurden, zählten unter anderem neuronale Netze, Kommunikation und Sprache, Digitale Computer, Neurophysiologie, Mustererkennung, Kindheitstraumata, Gruppendynamik und Gruppenkommunikation. Zur Kerngruppe gehörten unter anderen Anthropologen (Gregory Bateson und Margaret Mead), Biophysiker (Heinz von Foerster), Mathematiker (Norbert Wiener), Soziologen (Paul Lazarsfeld), Psychiater (Warren McCulloch und Lawrence Kubie) und Psychologen (Kurt Lewin). Diskutiert wurde hier ein Verständnis von Kausalität, das dem Alltagsverständnis entgegengesetzt ist: Ursache und Wirkung stehen in vernetzten Systemen nicht in einem linearen Zusammenhang. Eine Wirkung kann auf „die Ursache" zirkulär zurückwirken, eine Wirkung kann an anderen Stellen im System auftauchen als gedacht und eine kleine Ursache kann große Wirkung zeigen, während ein starker Veränderungsimpuls möglicherweise keine Wirkung zeigt.

Das Prinzip der Selbstorganisation wurde erstmals in den 50er-Jahren beschrieben und in verschiedenen Bereichen der Natur-, Sozial- und Wirtschaftswissenschaften aufgefunden. Selbstorganisation bezeichnet das Phänomen, „dass

[1] Marx, K. (1869/1964[13]). Der 18. Brumaire des Louis Bonaparte. In K. Marx. & F. Engels, *Ausgewählte Schriften I* (S. 222–316). Berlin: Dietz Verlag.

[2] Sartre, J.-P. (1964). *Marxismus und Existentialismus. Versuch einer Methodik.* Reinbek: Rowohlt. Zitat auf S. 161: „(der Mensch ...) ist vor allem durch das Überschreiten einer Situation gekennzeichnet, durch das, was ihm aus dem zu machen gelingt, was man aus ihm gemacht hat."

bestimmte geschlossene Systeme nach einer gewissen Zeit stabile Formen des Verhaltens entwickeln" (von Foerster & Pörksen, 1998, S. 92). Auch in sozialen Systemen lässt sich beobachten, wie Ordnung – unabhängig von den Handlungen eines Organisators – aus dem System selbst heraus entsteht. Selbstorganisierte Systeme wurden zunächst durch vier Merkmale beschrieben (Probst, 1987):

1. Komplexität: Die Teile des Systems sind durch wechselseitige, sich permanent ändernde Beziehungen miteinander vernetzt und können sich selbst ebenfalls jederzeit verändern. Komplexität verhindert, das Verhalten eines Systems vollständig zu beschreiben oder vorherzusehen.
2. Selbstreferenz: Systeme, die sich selbst organisieren, sind selbstreferentiell und operational geschlossen. Jedes Verhalten des Systems wirkt auf sich selbst zurück und wird zum Ausgangspunkt für weiteres Verhalten. Operational geschlossene Systeme handeln nicht aufgrund externer Umwelteinflüsse, sondern eigenständig und eigenverantwortlich aus sich selbst heraus. Selbstreferenz stellt aber keinen Widerspruch zur Offenheit von Systemen dar.
3. Redundanz: In selbstorganisierenden Systemen sind organisierende, gestaltende oder lenkende Teile nicht grundsätzlich getrennt. Alle Teile des Systems stellen potentielle Gestalter dar.
4. Autonomie: Ein selbstorganisierendes System ist autonom, wenn nur es selbst die Beziehungen und Interaktionen bestimmt, die das System als Einheit definieren. Eine materielle und energetische Austauschbeziehung mit der Umwelt besteht aber dennoch.

Zur Beantwortung der Frage, wie denn Veränderung in selbstorganisierenden Systemen entstehen kann, hat Kriz (2011) den Begriff des Attraktors in den Mittelpunkt gestellt. Nachdem das System angeregt worden ist, seinen gegenwärtigen Zustand zu verlassen, sucht es sich einen neuen Attraktor; das ist eine stabile Dynamik, auf die das System hinsteuert. Voraussetzung für die Neuorganisation ist eine vorübergehende Instabilität, eine Phase des Chaos. Ergebnis ist ein neuer Ordnungszustand. Im Zusammenhang mit kognitiven und interaktionellen Dynamiken spricht Kriz von „Sinnattraktoren"; wenn diese einengen oder dysfunktional wirken, kann Psychotherapie durch Anreicherung mit neuen Informationen und Bedeutungen zunächst verstören und ein gewisses „schöpferisches" Chaos verursachen, bevor dann neue, angemessene Sinnattraktoren gebildet werden (Kriz, 2005). Die Nähe zu Konzepten wie „Schema" und „Gestalt" ist evident.

Für die Entwicklung der systemischen Therapie war Niklas Luhmanns Begriff der Selbstorganisation sozialer Systeme besonders prägend (Luhmann, 1987). Luhmanns Systemtheorie versteht Gesellschaft nicht als eine Ansammlung von

Menschen mit Blutkreisläufen und anderen nicht-sozialen Systemen, sondern als operativ geschlossenen Prozess sozialer Kommunikation.

Der Sozialkonstruktivismus bezeichnet eine Metatheorie in der Soziologie, die zum Gegenstand hat, wie soziale Wirklichkeit und soziale Phänomene konstruiert werden (Ursprünge bei Berger & Luckmann, 1966). Die damit verbundene soziologische Methode untersucht, wie Menschen gesellschaftliche Phänomene erzeugen, institutionalisieren und an spätere Generationen tradieren. Dabei geht es weniger um die Suche nach Ursachen und Wirkungen als vielmehr um die Beschreibung sozialen Handelns und der Entstehung von Institutionen. Soziale Wirklichkeit wird als dynamisch und prozesshaft angesehen. Sie wird ständig durch das Handeln von Menschen, durch ihre darauf bezogenen Interpretationen und ihr Weltwissen produziert und reproduziert.

Der soziale Konstruktionismus dagegen stellt dar, wie Wissen und Erfahrung erst in sozialen Bezügen entstehen. Grundlage ist die Idee, dass Menschen ihr Bild von der Welt miteinander konstruieren, indem sie miteinander sprechen. Wahrheit gibt es daher nur für eine bestimmte Gemeinschaft, und in ihr bringt der Akt des Kommunizierens erst „lokal" hervor, was wir als „universell" erfassbar und verstehbar erachten (Gergen, 2002).

Der Radikale Konstruktivismus ist eine Erkenntnistheorie, als deren Begründer Ernst von Glasersfeld gilt. Er bezieht sich auf ältere Schriften von Piaget, der erklärt hatte, „daß die kognitiven Strukturen, die wir ‚Wissen' nennen, nicht als ‚Kopie der Wirklichkeit' verstanden werden dürfen, sondern vielmehr als Ergebnis der Anpassung" (S. 29)[3]. So ist dann Kernaussage des Radikalen Konstruktivismus, dass eine Wahrnehmung niemals ein Abbild der Realität liefert, sondern immer eine Konstruktion aus Sinnesreizen und Gedächtnisleistung eines Individuums ist. Deshalb ist Objektivität im Sinne einer Übereinstimmung von wahrgenommenem (konstruiertem) Bild und Realität unmöglich; ausnahmslos jede Wahrnehmung ist subjektiv. Darin besteht die „Radikalität" (Kompromisslosigkeit) des Radikalen Konstruktivismus.

Emergenz bezeichnet in Philosophie und Psychologie das Phänomen, dass sich bestimmte Eigenschaften eines Ganzen nicht aus seinen Teilen erklären lassen. Ein früher Vorläufer der Theorie von emergenten Eigenschaften eines Systems findet sich in der Metaphysik des Aristoteles:

> Das was aus Bestandteilen so zusammengesetzt ist, dass es ein einheitliches Ganzes bildet, ist nicht nach Art eines Haufens, sondern wie eine Silbe, das ist offenbar mehr

[3] Glasersfeld, E. von (1992). Konstruktion der Wirklichkeit und der Begriff der Objektivität. In H. Gumin & H. Meier (Hrsg.), *Einführung in den Konstruktivismus* (S. 9–39). München: Piper.

> als bloß die Summe seiner Bestandteile. Eine Silbe ist nicht die Summe ihrer Laute: ba ist nicht dasselbe wie b plus a, und Fleisch ist nicht dasselbe wie Feuer plus Erde.[4]

Die Kybernetik zweiter Ordnung geht auf Heinz von Foerster[5] zurück. Er leitete aus der Annahme, dass subjektive Realität im Gehirn entsteht, eine Theorie ab, die in ihrer extremen Form als *Beobachtung der Beobachtung* den Begriff einer objektiven Realität eliminiert und stattdessen den „Eigenwert" des kognitiven Systems als Ergebnis von Rekursionsprozessen beschreibt. In ihrer schwächeren Form fordert die Kybernetik zweiter Ordnung, dass der Beobachter eines Systems ebenso wie das System selbst beschrieben und erklärt werden muss.

Das Faszinierende an all den aufgeführten Konzepten der Systemtheorie ist, dass sie auf alle möglichen Systeme, von der Zelle bis zur menschlichen Gesellschaft, anwendbar erscheinen, viele Phänomene integrieren und einen hohen Erklärungswert für Unerwartetes bieten. Gerade diese Breite des Ansatzes und die Unwiderlegbarkeit der Aussagen bringen der Systemtheorie zuweilen aber auch Kritik ein, die an die Kritik am wissenschaftlichen Anarchismus Paul Feyerabends[6] mit seinem Slogan „anything goes" erinnert. Man wünscht sich eben doch manchmal gerne falsifizierbare Hypothesen und die Klarheit eines „wenn A, dann B".

2.2 Familientherapeutische und psychiatrische Wurzeln

Die gegenseitige Befruchtung von (System-)Theorie und (familientherapeutischer) Praxis begann in den 1950er-Jahren, zunächst in den USA. Einige der bedeutenden Theoretiker, die in den Macy-Konferenzen mitarbeiteten, waren zugleich Praktiker, die mit ihren Patienten in psychiatrischen Institutionen neue Wege beschritten.

Die Psychiatrie war damals, vor der Entdeckung der Neuroleptika und vor der Einführung sozialpsychiatrischer Gedanken, noch stark als ‚Asyl' und als totale Institution organisiert, die Erving Goffman[7] in seiner eindrücklichen Studie am

[4] Aristoteles (2009). Metaphysik VII 10, 1041b. In H. Seidl (Hrsg.), *Aristoteles' Metaphysik.* Bücher VII(Z)–XIV(N). Hamburg: Meiner.

[5] Foerster, H. von & Abramovitz, R. (1974). *Cybernetics of Cybernetics or the Control and the Communication of Communication.* Urbana, Ill.: Biological Computer Laboratory.

[6] Feyerabend, P. (1975). *Against Method: Outline of an Anarchistic Theory of Knowledge.* London: Verso.

[7] Goffman, E. (1973). *Asyle. Über die soziale Situation psychiatrischer Patienten und anderer Insassen.* Frankfurt a. M.: Suhrkamp.

eigenen Leib erlebt und für die Nachwelt beschrieben hat. Angehörige spielten darin keine Rolle. Obwohl der von ihr geprägte Begriff der ‚schizophrenogenen Mutter' heute als zu linear-kausal und schuldinduzierend kritisiert wird, war es Frieda Fromm-Reichmann, die erstmals in Betracht zog, dass auch bei schweren psychischen Störungen das familiäre Umfeld – und nicht ausschließlich das kranke Hirn – zum Geschehen beiträgt.

Ab Mitte der 50er-Jahre waren es dann Gregory Bateson, Jay Haley, Virginia Satir, Salvador Minuchin und Paul Watzlawick, die forschend und praktizierend zur Weiterentwicklung der Familientherapie und der systemischen Theorie beitrugen. Kernpunkte waren dabei zunächst der Einbezug der Angehörigen in die therapeutische Arbeit, die Untersuchung normaler und gestörter Kommunikation, die Arbeit an Familien- und Generationengrenzen sowie die Erprobung verbaler und non-/paraverbaler Techniken.

In Europa kamen ab den 1970er-Jahren andere Pioniere dazu: Ivan Boszormenyi-Nagy, Mara Selvini Palazzoli, Jürg Willi, Rosmarie Welter-Enderlin, Horst-Eberhard Richter, Helm Stierlin, Kurt Ludewig und viele weitere, die hier nicht einzeln genannt werden können. Jeder Ort, jede Protagonistin aber brachte eine eigene Färbung in die Therapie: Bei manchen war es die Mehrgenerationen-Perspektive, bei anderen die strikte Lösungsorientierung, die den Ton angab. Gemeinsam war den Ansätzen, dass sie meist mit wenigen Sitzungen auskamen und immer für Überraschungen gut waren. Provokation und „Verstörung" galten als das therapeutische Agens, das neue Information in das Familiensystem einführte und damit Änderung anstieß. Diese Fokussierung auf Information wirkte auf manche allzu kognitionslastig und die Gefühle aussparend (z. B. Welter-Enderlin & Hildenbrand, 2004). Auch schien der Kontakt zur verstehenden, phänomenologisch orientierten Psychiatrie und Psychopathologie verloren gegangen zu sein; die systemische Therapie sah sich (und sieht sich teilweise heute noch) ganz und gar verpflichtet, nosologische Entitäten zu „dekonstruieren" und Symptome in erster Linie als Kommunikationsbeiträge zu sehen. Die systemische Art, Phänomene wie etwa Konzentrationsstörungen oder Stimmungstiefs nie ohne die Kommunikation darüber zu betrachten, erscheint vielen Psychiatern kaum anschlussfähig. Umgekehrt haben sich systemische Therapeuten und Autoren lange Zeit zu wenig, in neuerer Zeit erst Schweitzer und von Schlippe (2006), um den Anschluss bemüht.

Dabei hätte die Psychiatrie zu vielen Zeiten und Gelegenheiten noch viel mehr zum systemischen Verständnis beitragen können, wäre da nicht immer wieder ein schwer überbrückbarer Graben gewesen. So wurden etwa die Arbeiten von Luc Ciompi (Ciompi, 1982, 1997) zur gegenseitigen Abhängigkeit von Kognition und Affekt im systemischen Feld zu wenig rezipiert. Auch Blankenburg (1989, 1999), mit seinen Arbeiten zu Krisen im Biographieverlauf, Zeit, Identität, Perspektivität sowie Autonomie und Heteronomie, wurde wenig beachtet. Phänomenologische Methodik verband sich bei ihm zunehmend mit dialektischem Denken: In psychischen Störungen sah er Ausfall und Coping vereint; er versuchte, ihnen stets auch positive Seiten abzugewinnen, indem er fragte: „Gegen welche ganz andersartige Einseitigkeit könnte eine bestimmte Deviation gerichtet sein?", oder „Wozu könnte sie einmal gut gewesen sein?" – was unter die Futur-II-Frage fällt (siehe Kapitel 4.2 *„Typische Werkzeuge und Methoden"*).

Heute erweitert die systemische Therapie ihr Tätigkeitsfeld um sämtliche Mehrpersonen-Settings und Herkünfte ihrer Klienten, die man sich nur vorstellen kann. Die Multifamilien-Therapie (Asen & Scholz, 2009), die Arbeit mit Menschen mit Migrationshintergrund (z. B. Radice von Wogau, Eimmermacher & Lanfranchi, 2004), der Umgang mit häuslicher Gewalt (Borst & Lanfranchi, 2011; Omer & von Schlippe, 2004) und Supervision (Ebbecke-Nohlen, 2009) sind Beispiele hierfür. Die Art der Gesprächsführung, die sich ständig auf mehrere Perspektiven einstellt, scheint hierfür zu qualifizieren.

2.3 Einordnung in das Spannungsfeld der verschiedenen Ansätze

Wenn wir heute von Spannungsfeld reden, müssen wir immer daran denken, dass die systemische Therapie ihre Ursprünge zunächst in pragmatisch begründeten Weiterentwicklungen von Psychoanalyse und Verhaltenstherapie hatte: Es waren (im deutschsprachigen Raum) Therapeuten wie Helm Stierlin, Jürg Willi und Rosmarie Welter-Enderlin, die auf der Basis ihrer analytischen oder verhaltenstherapeutischen Ausbildung und langjährigen Praxis die entscheidenden Anstöße für die systemische Therapie in ihrer heutigen Vielfalt gegeben haben. Der theoretische Überbau kam parallel und nachfolgend dazu; heute sorgt er, gemeinsam mit den Überbauten der anderen Verfahren, dafür, dass es handfeste Differenzen zwischen den Verfahren gibt (vgl. Kapitel 6.2 *„Dialog mit anderen Konzepten"*). Sie müssten nicht sein; bereits 2005 sagte Klaus Grawe im Interview mit Steffen Fliegel[8] voraus, dass die theoretischen Grundlagen eines Tages losgelassen werden müssen, da sie sonst verhindern, dass Erfindungsreichtum und Erfahrungswissen aus verschiedenen Richtungen zum Nutzen der Patienten zusammengetragen werden.

[8] Grawe, K. & Fliegel, S. (2005). „Ich glaube nicht, dass eine Richtung einen Wahrheitsanspruch stellen kann!" *Psychotherapie im Dialog, 6* (2), 128–135.

Einleitend sei hier die Unterscheidung von „Setting" und „Verfahren" gemacht: Viele Verfahren arbeiten mit dem Setting Familiengespräch, aber nur die systemische Therapie baut auf den beschriebenen theoretischen Wurzeln auf. Die Unterscheidung nach den theoretischen Wurzeln hat etwa in Deutschland viel mehr Bedeutung als in den USA. Ein US-amerikanischer Familientherapeut bezeichnet sich in der Regel nicht als systemischer Therapeut, sondern eben als Familientherapeut, manchmal gar als „behavioral-systemic therapist". Eine deutsche systemische Therapeutin dagegen stellt das Verfahren mit seinem theoretischen Hintergrund ins Zentrum, wenn sie Auskunft über ihre berufliche Identität gibt. Ursache für diese Unterschiede könnten im amerikanischen Pragmatismus liegen („Erzähle mir, was Du tust, und ich sage Dir, was Du bist" – „Aha, Du redest mit Familien, also bist Du Familientherapeut"), sie könnten aber auch mit dem berufspolitischen und versicherungsrechtlichen Stellenwert des Verfahrens in dem jeweiligen Land zu tun haben. Wenn nicht Grundberuf und Quantität der Weiterbildung zur Berufsausübung als Psychotherapeut berechtigen, sondern fragwürdige weitere Kriterien (eine ganz bestimmte Art von Wissenschaftlichkeit), dann steht das Verfahren im Vordergrund – vielleicht mehr, als sinnvoll ist.

Die Unterscheidung von Setting und Verfahren ist schwer durchzuhalten. Im therapeutischen Alltag geraten beide kreuz und quer durcheinander: Ich wende in Familiengesprächen gerne mal verhaltenstherapeutische oder mal psychodramatische Methoden an, mit denen ich gute Erfahrungen gemacht habe; ich rede im Einzelgespräch ‚systemisch', indem ich Fragen über Fragen stelle – zum Kontext, zur Familie – oder Perspektivenwechsel anrege usw.

Auch in den Belegen zur Wirksamkeit herrscht ein Durcheinander. In dem überaus lobenswerten, längst überfälligen Buch von v. Sydow, Beher, Retzlaff und Schweitzer (2007) sind darum Belege für die Wirksamkeit verschiedener Verfahren im Setting ‚Paargespräch' und ‚Familiengespräch' systematisch zusammengefasst. Über die Wirksamkeitsnachweise wird in Kapitel 6.1 *„Dialog mit der Wissenschaft: Wirksamkeitsbelege"* noch zu reden sein.

Für systemisch denkende Menschen ist bei der Auswahl der Methoden entscheidend, welche von ihnen zu den systemischen Grundannahmen passen oder passend gemacht werden können. Dazu zählen:

Die verhaltenstherapeutische Methode etwa, die die Kommunikation eines Paares in kurze Sequenzen zerlegt und so Eskalationen zu verhindern vermag, ist zwar linear angelegt, dient aber der Musterunterbrechung und ‚passt' somit ganz gut in eine systemische Paartherapie. Schwieriger von der Passung her ist es, etwa psychoedukative Elemente in eine systemische Therapie einzubauen: Soll wirklich erst ein Krankheitskonzept vermittelt werden, damit es dann später wieder aufgelöst werden kann? Aber auch das kann ‚passen', um eine Familie in höchster Krise zu beruhigen.

Psychodynamische Überlegungen darüber, welche intrapsychischen Konflikte der Hintergrund für eine beobachtete psychische Störung sein könnten, können wertvolle Hinweise liefern, um etwa mit der Methode des „inneren Vereins" (siehe Kapitel 4.2 Punkt i *„Der innere Verein"*) die inneren Gedanken und Motive darzustellen. Aber niemals würde ein systemischer Therapeut darin den Hauptbestandteil seiner Arbeit sehen; er würde die Reflexion über intrapsychisches Geschehen sehr bald ergänzen durch Fragen, wie das Problem von anderen gesehen wird, was getan werden müsste, um das Problem aufrechtzuerhalten, wie ein Leben ohne das Problem aussähe, usw. Ähnlich verhält es sich mit den Konzepten der Übertragung und Gegenübertragung, die zeitweise mit großem Nutzen in einer systemischen Therapie zu Rate gezogen werden können, etwa indem man fragt: „Sieht der Klient mich vielleicht jetzt wie damals seine Mutter? Was rührt er in mir an, so dass ich mich so fürsorglich um ihn kümmere?" Aber immer würde diese Reflexion sofort auf die aktuelle Lebenspraxis außerhalb des Therapieraums verweisen: „Wie verhält er sich wohl seiner Chefin/Mutter/Frau gegenüber? Ruft er bei diesen auch Fürsorgeverhalten hervor?" Das Verhalten des Klienten würde nicht als Re-Inszenierung eines früheren Beziehungsmusters und Aktualisierung eines frühen intrapsychischen Konfliktes gesehen, sondern zunächst einmal als gleichwertiger Beitrag zur Kommunikation und Interaktion, als Lösungsversuch, als sinnvoll in einem definierten Rahmen, aber als wenig zielführend im Sinne einer autonomen Lebenspraxis. Nicht ganz entschieden ist die Meinung im systemischen Feld, ob es so etwas wie eine „korrigierende Beziehungserfahrung" gibt und welche Bedeutung sie hätte, wenn es sie gäbe – wenn eben die Interaktion mit der Therapeutin anders verläuft als viele vorherige Beziehungen und dadurch Verhalten, Erwartungen, Einstellungen und Erleben verändert werden. Daraus ergäben sich Anknüpfungspunkte an die Transference Focused Psychotherapy (TFP)[9], die mit der Analyse der Übertragung, die im ‚Hier und Jetzt' auftritt, arbeitet.

Mit dem Psychodrama verbindet die systemische Therapie die Methodik des Rollenspiels. Rollenspiele werden gemacht, um Probleme darzustellen und Lösungen zu erproben. Mit den Grundannahmen des Psychodramas wird die Ansicht geteilt, dass durch das spontane und kreative Handeln im Spiel der Möglichkeitsraum erweitert wird und festgefahrene, rollenverhaftete Handlungsmuster aufgeweicht werden können (vgl. Klein, 2010). Wenn keine Gruppe zur Verfügung steht, die mitspielt und den Prozess unterstützt, können Stühle oder Symbole als Ersatz dienen (Monodrama).

[9] Clarkin, J. F., Yeomans, F. E. & Kernberg, O. F. (1999). *Psychotherapy for Borderline Personality.* New York: J. Wiley and Sons.

Auch bei den körperorientierten Verfahren werden Anleihen gemacht. Allerdings geht es dabei weniger – wie sonst in den Körperpsychotherapien meist angestrebt – darum, über den Körper einen Zugang zum Unbewussten zu finden; vielmehr sollen im Sinne einer verbalen und körperlichen (Mehrfach-)Kodierung neue Erlebensweisen etabliert werden. Oder frei nach Charlie Brown: „Wenn ich die Mundwinkel nach oben ziehe, ist das ganz schlecht für meine Depression."

2.4 Stärken der systemischen Therapie und sozialpolitische Verkennungen

Kurz gesagt, ist die systemische Therapie besonders geeignet, wenn

- ... der soziale Kontext in Entstehung und Aufrechterhaltung einer Problematik involviert ist,
- ... zu starre Krankheitskonzepte den Klienten an weiterer persönlicher Entwicklung hindern,
- ... Krisen in mehr oder weniger offensichtlichem Zusammenhang mit der Biographie und dem sozialen Kontext zu sehen sind.

Systemische Methodik kann erforderlich werden, wenn

- ... Familien und größere Systeme involviert sind,
- ... Gespräche mit mehreren Teilnehmenden geführt werden sollen.

Indikationen und Kontraindikationen sind praktisch kein Thema in der systemischen Therapie. Der wichtigste Grund für diesen Umstand ist, dass das Vorgehen meist nicht sonderlich störungsspezifisch ist. Systemische Therapie gilt bei ihren Vertretern als geeignet für alle Arten von Problemen, vor allem, wenn es bei der Kommunikation über sie zu sekundären (Beziehungs-)Problemen kommt. Denn es geht ihr ja, gestützt auf die Grundannahmen des Radikalen Konstruktivismus, vor allem um die gemeinsame Konstruktion der Wirklichkeit, nicht um eine Wirklichkeit „an sich".

Dadurch gibt es implizit eine Trennung: Das Reden über die Störung (Krankheit), ihre Bedeutung für die Familie, die Bewältigung von Krankheitsfolgen sind durchaus Thema in einer systemischen Beratung oder Therapie, nicht aber die Besserung oder Heilung der Störung (Krankheit) selbst. Je weniger körperlich fassbar ein Problem ist, desto schwieriger wird diese Trennung. So tut sich das „orthodoxe" systemische Denken schwer damit, z. B. bei Menschen mit psychotischem Erleben anzuerkennen, dass etwa Aufmerksamkeits- und Planungsstörungen dem betroffenen Menschen zumindest momentan ganz individuell und unabhängig von der

Kommunikation zu schaffen machen. Dadurch macht es sich die systemische Therapie mancherorts selbst schwer, in psychiatrischen Kontexten Fuß zu fassen. Ganz einfach ist es nicht, das Denken in Störungsbildern und der Kommunikation darüber zusammenzubringen, aber Beispiele finden sich in Borst und Studer (2007) und Schweitzer und Nicolai (2010).

Im Rahmen der politischen Auseinandersetzungen darüber, welche Verfahren berufs- und sozialrechtlich anerkannt werden sollen, gibt es daraus folgend Streit und existenzgefährdende Übergriffe. Vertreter der Verfahren, die bereits früher als die systemische Therapie durch das Nadelöhr der wissenschaftlichen Anerkennung gekrochen sind (und dadurch ja auch das Forschungsparadigma, das die gängige Art von Evidenz begründet, anerkannt haben) und heute einen Vorsprung in der sozialrechtlichen Anerkennung haben, rechnen ihre Leistungen mit den Kostenträgern ab und definieren ihre Tätigkeit, auch wenn ihre Methodik aus anderen Verfahren stammt, als dem „Richtlinienverfahren" zugehörig. Das Motto heißt: „Es wirkt, also muss es Richtlinienverfahren XY sein." Eine solch einseitige Vereinnahmung fremder Methoden ist absolut unzulässig und hat mit einer sinnvollen Methodenintegration nichts zu tun.

Einen Teil der Misere hat sich die systemische Therapie allerdings selbst zuzuschreiben. Keinem Krankenkassenfunktionär ist zu vermitteln, warum in diesem Verfahren nicht störungsspezifisch vorgegangen wird. Man könnte doch zumindest die Diagnosestellung als Eintrittskarte in die Therapie akzeptieren (vgl. Schweitzer & von Schlippe, 2006); danach ist es der Erfahrung und der Urteilskraft des Therapeuten sowie dem Prozess der – mit den Klienten – gemeinsamen Konstruktion und Produktion von Gesundheit überlassen, die Therapie mehr oder weniger spezifisch auf die Störung auszurichten.

Jedenfalls spricht selbst die gängige Art der Evidenz, also aus randomisierten Kontrollgruppendesigns entstammende Wirksamkeitsnachweise, eine deutliche Sprache: Systemische Therapie ist wirksam in der Behandlung aller wichtigen psychischen Störungen (von Sydow et al., 2007). Und das, obwohl das Forschungsparadigma nicht gerade gut zum Gegenstand passt, wie in Kapitel 6.1 *„Dialog mit der Wissenschaft: Wirksamkeitsbelege"* weiter ausgeführt werden wird.

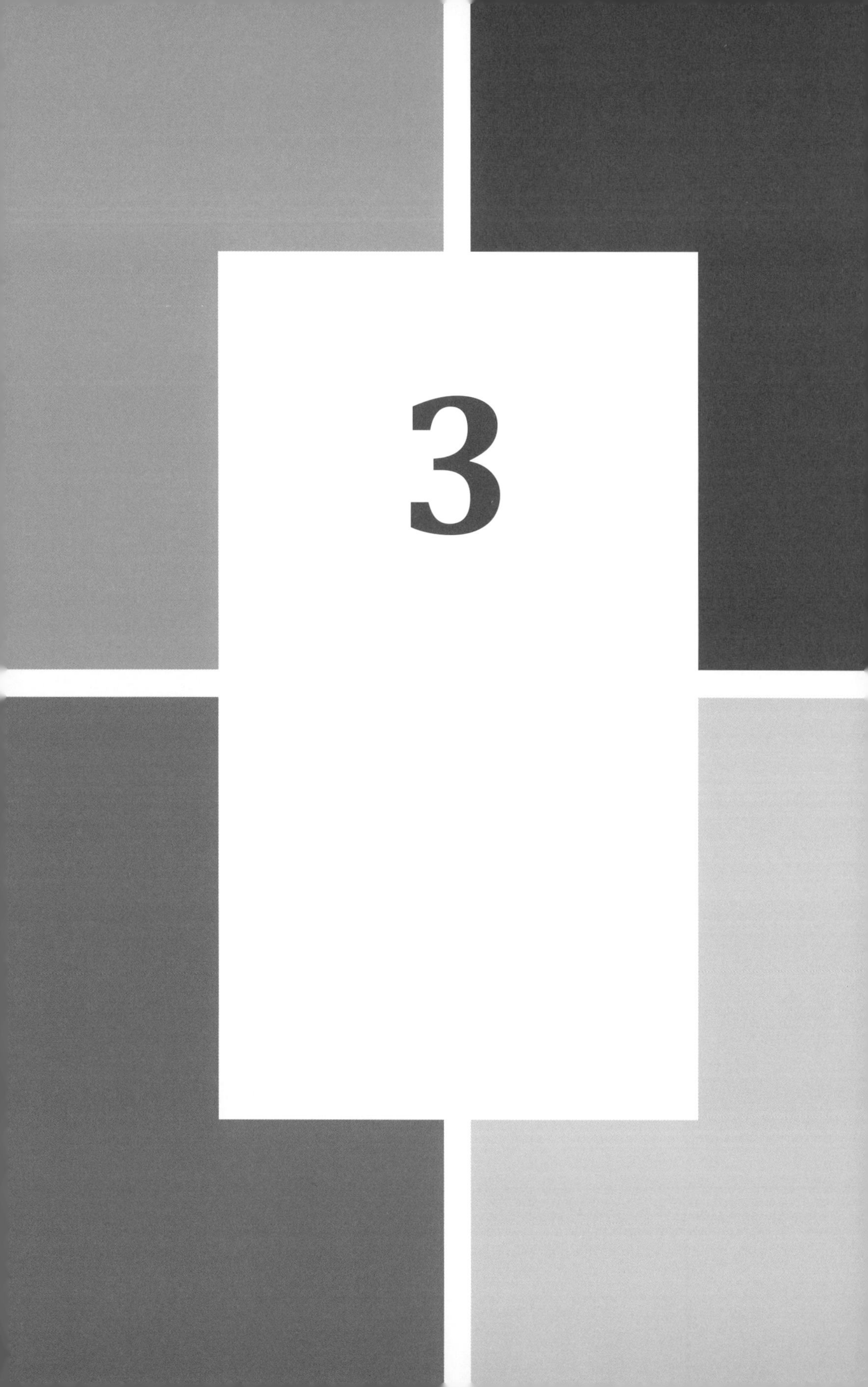

3

Die Haltung, die der systemischen Therapie zu Grunde liegt

Zu den Stärken der systemischen Therapie gehört die Grundhaltung, die sich Kandidatinnen und Kandidaten in der systemischen Psychotherapie-Weiterbildung im wahrsten Sinne des Wortes *aneignen.* Was den Weiterbildungskandidatinnen und -kandidaten zunächst wenig fass- und aufschreibbar erscheint, geht so in Fleisch und Blut über, dass es weiterhin nicht sonderlich bewusst ist, aber in der Reflexion erschließbar und vor allem an den Auswirkungen erkennbar wird: Es wird zum Habitus.

Im Widerspruch zum eben Gesagten soll hier zu Beginn des Kapitels doch eine Liste von Adjektiven gewagt werden, um diese Haltung kurz zu beschreiben: Systemische Therapeuten legen eine entwicklungsfördernde, neugierige, kontextsensible, ressourcenorientierte, Hoffnung weckende, manchmal provozierende, immer allparteiliche Haltung an den Tag. Die Auswirkungen werden von Klienten und Klientinnen so beschrieben: „Die Therapeutin stand nicht auf jemandes Seite, sondern war uns allen wohlgesonnen. Sie hat erstaunliche Fragen gestellt, die uns zum Nachdenken gebracht und das Gefühl vermittelt haben, dass sie sich wirklich für uns interessiert."

Die sich aus dem Konstruktivismus ergebende Sensibilität für die Art von sozialer Wirklichkeit, die über Beschreibungen erzeugt wird, führt zu einer Grundhaltung von Skepsis. Jede Beschreibung wird daraufhin überprüft, ob sie auf Kosten eines oder mehrerer Menschen geht und ob sie einen Sachverhalt eher festschreibt und „betoniert". Ausgehend von der Aussage Wittgensteins, dass alles, was beschrieben wird, auch anders beschrieben werden könne, wird nach ökologisch verträglichen Weisen gesucht, Wirklichkeit zu beschreiben, die ein Bewusstsein von Veränderbarkeit und Möglichkeiten anbieten. Von Schlippe und Schweitzer (2012, S. 207) bringen diese Grundhaltung auf den Punkt: „Respektlosigkeit gegenüber Ideen, Respekt gegenüber Menschen."

In diesem Kapitel werden die Wissensgebiete dargestellt, die zu dieser Grundhaltung führen. Sie wird nur erworben, wenn das entsprechende Wissen implizit einfließt; keine Technik oder Methode per se bringt die Grundhaltung hervor. Die im Kapitel 4.1 *„In der therapeutischen Beziehung"* beschriebenen Punkte zur Beziehungsgestaltung sind sozusagen der Ausfluss der hier aufgeführten Inhalte.

3.1 Menschenbild

Aus den systemtheoretischen Annahmen darüber, wie menschliche Systeme funktionieren, ergeben sich unmittelbar folgende Elemente einer systemischen Grundhaltung:

- Verzicht auf das Ergründen „der" Ursache
- Bescheidenheit im Werten und Urteilen
- Vertrauen in die Selbstorganisation und die Ressourcen des Menschen/der Familie
- Anerkennung der Grenzen des therapeutisch Machbaren
- Wecken von Kreativität

wie sie etwa Rotthaus (1989) herausgearbeitet hat. Doch Rotthaus wäre nicht Kinder- und Jugendpsychiater, wenn er nicht – sogar ganz oben – auf die Liste geschrieben hätte:

- Klärung der Verantwortung.

Gemeint ist die Anforderung, bei ungleicher Machtverteilung und Gefährdung eines oder mehrerer Familienmitglieder schnell für die Sicherheit der Schwächeren, meist der Kinder, zu sorgen. Der Therapeut oder die Beraterin muss sich, bei aller Bescheidenheit, also doch zuweilen direktiv verhalten und schützend vor die Schwächsten im System stellen. Dass dieses Element der Grundhaltung in gewissem Widerspruch zu den anderen Elementen steht, ist evident.

Als weitere Einflüsse auf das Menschenbild und Grundlage für das, was in Kapitel 4.1 unter dem Stichwort der Rahmung abgehandelt wird, gelten uns die Affektlogik von Luc Ciompi sowie die Ergebnisse der Säuglingsforschung von Daniel Stern und Kollegen.

- Mit seiner Affektlogik stellt Luc Ciompi (Ciompi, 1982, 1997) ein Konzept zur Verfügung, das zu erklären vermag, warum in manchen affektiven Zuständen manches nicht gedacht werden kann. Wenn jemand wütend ist, denkt er gemäß einer Wutlogik, und diese lässt zum Beispiel keine freudvollen Gedanken zu. Dann würde ein Therapeut nichts erreichen mit zirkulären Fragen, die auf die Wiederentdeckung der Freude, etwa in der Partnerschaft, abzielen. Zunächst muss ein Rahmen geschaffen werden, der so viel Sicherheit für das gerahmte System bietet, dass andere Gedanken gefasst werden können. Wir nennen das weiter unten „affektlogische Rahmung". Bezogen auf die Frage des Menschenbilds leiten wir ab: Der Mensch muss in seinen affektiven Zuständen wahrgenommen werden, die zumindest situativ einige Möglichkeiten ausschließen. Systemtheoretisch gesprochen, ist es nicht nur die Struktur des Systems, die sein Verhalten und die Wirkung von Interventionen bestimmt, sondern auch sein affektiver Zustand. Interventionen müssen dazu passen, sonst bewirken sie nichts oder das Gegenteil von dem, was beabsichtigt war.

- Die Säuglingsforschung von Daniel Stern (z. B. Stern et al., 2001) hat konzeptualisiert, wie aus einem beruhigenden, aber auch wenig anregenden „moving along" zwischen Säugling und Bindungsperson plötzlich („now moments") Aufregung wird, die zu Lernen anregt. Übertragen auf die Psychotherapie ist anzunehmen, dass Lernen nicht (oder nicht ausschließlich) kontinuierlich erfolgt, sondern sprunghaft. Es geht einher mit einer gesteigerten Erregung. Demnach wäre nicht erstrebenswert, nur beruhigend auf Menschen einzuwirken, sondern es müsste für ausreichend Überraschendes gesorgt werden. Hier ist bereits eine Grundlage gelegt für das Verständnis dafür, wie Menschen sich ändern (siehe Kapitel 5.1 *„Vorstellung darüber, wie Menschen sich ändern [lassen]"*).

Als weitere Elemente des Menschenbilds beziehen wir Ergebnisse der Bindungsforschung, Literatur zur Mentalisierung, Forschungen zur differentiellen Rolle der Väter und Studien zur triangulären Kommunikation von Babys und Kleinkindern in unsere Theoriebildung ein. Dies sind die Grundlagen, um zu verstehen, wie sich die Fähigkeiten zur Kommunikation und Perspektivenübernahme entwickeln, die in der Praxis der systemischen Therapie eine so große Rolle spielen.

- Die Bindungsforschung, deren wichtigste Vertreter im deutschsprachigen Raum Klaus und Karin Grossmann (z. B. Grossmann & Grossmann, 2008) sind, hat Ergebnisse zu der Frage geliefert, was Kleinkinder von ihren Bindungspersonen – meist den Eltern – brauchen, um sich gut entwickeln und später selbst stabile Beziehungen eingehen zu können. In dieser Phase wird ein inneres Arbeitsmodell zu menschlichen Bindungen entwickelt, das späteres Erleben und Verhalten sowie spätere Beziehungen prägt.
- Die Literatur zur Mentalisierung (z. B. Fonagy, Gergely, Jurist & Target, 2004) zeigt für etwas ältere, anderthalb- bis vierjährige Kinder, wie und mit welcher elterlicher Unterstützung sich die Fähigkeit entwickelt, die Perspektive Anderer einzunehmen, und wie diese Entwicklung durch Gewalt und Vernachlässigung gestört werden kann.

- Forschungen zur Rolle der Väter (z. B. Walter, 2002; Seiffge-Krenke, 2009) für die Entwicklung ihrer Kinder zeigen, dass Väter durchaus anders mit ihren Kindern umgehen als Mütter und dass dies gut ist. Sie sind die Richtigen fürs feinfühlige, aber auch herausfordernde Spiel sowie für das frühe Zutrauen von Selbstständigkeit; sie müssen nicht unbedingt das Gleiche wie die Mutter tun, die meist (aber längst nicht immer!) die Hauptperson für das feinfühlige Eingehen auf die Grundbedürfnisse des kleinen Kindes ist.
- Studien zur triangulären Kommunikation von Babys und Kleinkindern (z. B. Fivaz-Depeursinge, 2009) belegen, dass Babys bereits im Alter von sechs Monaten in der Lage sind, im Dreieck zu kommunizieren, und dass Eltern-Kind-Triaden zu allen Arten von Allianzen und Koalitionen in der Lage sind, die später die Interaktionen problematisch werden lassen können.

Diese Forschungsergebnisse, zu implizitem Wissen geworden, prägen das Menschenbild des systemischen Therapeuten. Das im Folgenden dargestellte dialektische Verständnis von Geschichtlichkeit und gegenwärtiger Situation, Gewordensein und zukünftigen Möglichkeiten, Autonomie und Heteronomie schließt sich nahtlos daran an.

Hier seien die beiden Begriffe in ihrer Auswirkung auf das Menschenbild zunächst als Extrempositionen beschrieben:

- Autonomieorientiertes Menschenbild: Der Mensch schafft seine Wirklichkeit selbst und setzt sich also mit den vorgegebenen Rahmenbedingungen auseinander.
- Heteronomieorientiertes Menschenbild: Der Mensch ist Ergebnis prägender konstitutioneller und umweltlicher Rahmenbedingungen und verhält sich innerhalb dieser. Verhalten, das von den vorgegebenen Rahmenbedingungen abweicht, gilt als nicht „normal“.

Das Meilener Konzept (Welter-Enderlin & Hildenbrand, 2004) geht von einer dialektischen Beziehung von Heteronomie und Autonomie aus:

- Menschliches Dasein wird unter dem Aspekt der Geschichtlichkeit betrachtet. Nach Blankenburg (1989) ist

  > das eigentliche ‚Haus‘, das ein Mensch bewohnt, seine Biographie. Zu ihr gehört – das versteht sich eigentlich von selbst – nicht nur er selbst, sondern auch sein Umfeld. Das heißt, in erster Linie gehören die Menschen seines Umfeldes dazu: die Familie und die nächsten Bezugspersonen; aber nicht nur im Hier und Jetzt, sondern mitsamt ihrer Geschichte: Familiengeschichte. (ebd., S. 81)

- Wir sehen die Rahmenbedingungen nicht nur als *vor-*, sondern auch als *aufgegeben* und damit als gestaltbar an. Menschen unterscheiden sich in ihrem Vermögen, Rahmenbedingungen sich anzueignen, zu überschreiten oder zu gestalten, um sich zu individuieren. Hier ist angesprochen, was Goethe mit dem ständigen „Stirb und werde" im menschlichen Leben gemeint hat: Das Aneignen sozialer Wirklichkeit geschieht in einem beständigen Prozess autonomer Gestaltung vorgefundener Rahmenbedingungen. Dieser Prozess heißt, wenn er im Gesamten betrachtet wird, Biographie. Frei nach Sartre heißt die Frage: „Was macht der Mensch aus dem, was die Verhältnisse aus ihm gemacht haben?" (siehe auch Kapitel 2.1 *„Dialektik von Geschichtlichkeit und aktueller Lebenssituation"*).
- Die Einmaligkeit von Individuen, Paaren und Familien erschöpft sich nicht in einmaligen kreativen Reaktionen auf Vorgegebenes, sondern formt sich zu einem Muster, das alltägliche Entscheidungen ständig als strukturierte hervorbringt. Die Rekonstruktion dieses Musters ist immer auch mit der prospektiven Frage verbunden: „Welche Entscheidungsmöglichkeiten hätten damals zur Verfügung gestanden?"
- Diese Muster stehen in Beratung und Therapie zur Disposition. Sie sind die „Melodie", nach denen das System „tanzt", und sie bringen – sofern es sich um problematische Muster handelt – immer wieder dieselbe Einschränkung der Autonomie alltäglicher Lebenspraxis hervor.
- Wird der Spielraum autonomer Handlungsmöglichkeiten – aus welchen Gründen auch immer – in einer Weise nicht ausgeschöpft, so dass die Lebenspraxis bedroht ist, sprechen wir von beschädigter Autonomie.

Lebenspraxis kann nach Oevermann (2004) als Prozess der Krisenbewältigung gesehen werden. Denn der Mensch ist dauernd gezwungen, sich zu entscheiden; die daraus entstehenden Krisen (Entscheidungskrisen) sind der Normalfall. In den Entscheidungssituationen eröffnen sich in der Regel mehrere Optionen des Handelns. Ob die Wahl vernünftig gewesen sein wird, wird sich in jedem Fall erst in der Zukunft zeigen.

Bei der Biographieorientierung im systemischen Arbeiten geht es darum, Sinnstrukturen zu entdecken. Diese werden als Hypothesen herausgearbeitet und ermöglichen den Einstieg in zentrale Themen der Klienten. Im weiteren Verlauf gilt die Hypothese nur so lange als plausibel, wie sich keine Gegenbelege finden lassen, nach denen freilich immer wieder zu suchen ist. Bei dieser Suche wird besonders auf die Geschichten geachtet, die für die Sinnstrukturen stehen.

- Wir interpretieren zunächst auf der Basis des Typischen. Oft stellen wir dann fest, dass Handlungsmuster ganz fallspezifische Eigenheiten bzw. Abweichungen zeigen. Dann beginnt eine neue Interpretationsrunde.

- Wir betrachten Individuen auf unterschiedlichen Ebenen in ihren sozialen Rahmen: Generationenlage, Familiengeschichte, Geschichte der Region, des Berufsfeldes etc. Der Therapeut sollte wissen, wo die Klienten herkommen, und von einer Grundhaltung der Neugier getragen sein. Therapeutinnen und Therapeuten müssen also „gutinformierte Bürgerinnen und Bürger" (Schütz, 1972)[10] sein.

3.2 Sicht auf den Patienten

Darf man die Person, die einem in der Therapie gegenübersitzt, überhaupt noch Patient oder Klient nennen? Oder ist es jeweils ein Kunde, ein Besucher oder ein Klagender, so wie de Shazer (2002) vorschlug, sein Gegenüber einzuteilen? Je nachdem, mit welchem Anliegen oder Auftrag sie oder er kommt?

Gegen den Begriff des Patienten, des „Leidenden", gibt es im systemischen Feld Ressentiments. Bereits hierin ist ein Element der Grundhaltung zu erkennen: Lösungen sind im Fokus der Therapie, nicht Probleme. Der „Kunde ist kundig" (Hargens, 2004), indem er die Lösung eigentlich schon kennt. Es geht nur noch darum, sie in die Tat umzusetzen.

Ich verwende den Begriff des Patienten dennoch weiter. Solange der Patient nicht bis in alle Ewigkeit Patient bleibt, sondern im Verlaufe der Therapie zum Kunden wird, ist es durchaus wichtig, zunächst zu akzeptieren, dass da jemand leidet. Das dialektische Konzept von Autonomie und Heteronomie ist geeignet, den Widerspruch aufzulösen.

Folgt man einem autonomieorientierten Menschenbild, dann ergibt sich als Aufgabe im therapeutischen Prozess, gemeinsam mit den Menschen, die Hilfe suchen oder ein Anliegen an die Therapeutin haben,[11] an der Gestaltung und Erweiterung von Handlungsspielräumen zu arbeiten. Psychosoziale Störungen oder Krankheiten betrachten wir als Situationen, in denen Gestaltungsspielräume im Leben *unterbestimmt (Beispiel: Depression), überbestimmt (Beispiel: Manie)* oder *fehlbestimmt (Beispiel: Schizophrenie)* sind.

Das therapeutische Handeln zielt nun nicht darauf ab, dem Klientensystem Verantwortung abzunehmen; die eher seltenen Extremsituationen, in denen The-

---

[10] Schütz, A. (1972). Der gut informierte Bürger. Ein Versuch über die soziale Verteilung des Wissens. In A. Schütz, *Gesammelte Aufsätze* (S. 85–101), Band 2, hrsg. von A. Brodersen. Den Haag: Nijhoff.

[11] Um auszudrücken, dass vielfach neben den Patienten auch noch andere Personen Hilfe suchen oder ein anderes Anliegen an die Therapie haben, zähle ich all diese Personen zusammengenommen vorübergehend zu dem ‚Klientensystem'.

rapeuten vorübergehend stellvertretend für Patienten handeln müssen, einmal ausgenommen. Vielmehr ist das Ziel, den Patienten die Verantwortung für die Gestaltung angemessener Handlungsspielräume (wieder) zu überlassen. Dabei besteht die besondere Kunst darin, zusammen mit dem jeweils relevanten Klientensystem bei der Ausgestaltung und Entwicklung der bestehenden Handlungsspielräume das jeweils rechte Maß an Über- bzw. Unterforderung auszuhandeln; *notabene* sind es nicht die Professionellen, die bestimmen, was „das rechte Maß" ist. Jochen Schweitzer hat eine entsprechende Dienstleistungsphilosophie, die er – dann doch, als Kontrapunkt zu bestehenden Hilfesystemen – mit „Kundenorientierung" bezeichnet, gerade für die ärmsten der Hilfeempfänger gefordert (Schweitzer, 1995).

Krankheitsbegrifflichkeiten lehnen wir in dem Maße ab, wie sie Gestaltungsmöglichkeiten verschließen oder „einfrieren". Diagnostik kann nicht von Therapie getrennt werden. Therapie ist Arbeit an der Biographie als geschehenem und zukünftigem Lebenslauf. Es gibt nicht „die" Biographie, aus denen eine Diagnose zu entwickeln wäre. Vielmehr wird die biographische Rekonstruktion zum Gegenstand des Dialogs gemacht mit dem Ziel, vielfältige Perspektiven auf die individuelle und gemeinsame Geschichte und Zukunft des Klientensystems zu entwickeln. Dabei kommt dem Geschichtenerzählen ein wichtiger Stellenwert zu. Geschichten bieten Metaphern für die Strukturprobleme des Systems an.

Die Biographie hat Doppelcharakter: Sie ist unabänderlich („so war es") und zugleich ständigen Um-Schreibungen unterworfen – die Vergangenheit wird aus der Perspektive der biographischen Gegenwart ständig rekonstruiert. Kierkegaard schreibt: „Nichts ist schwieriger vorherzusagen als die Vergangenheit." Diese Offenheit der biographischen Rekonstruktion macht es den Klienten möglich, ihre Vergangenheit nicht als Käfig zu sehen, in dem ihre Zukunft gefangen ist, sondern ihre Biographie als einen Ort von Möglichkeiten zu betrachten, die noch zu realisieren sind. Aus der Geschichte kann nicht ausgestiegen werden, aber die Vergangenheit enthält neben Problematischem auch Ressourcen. Rosmarie Welter-Enderlin (1990) spricht von „Skeletten im Keller und Schätzen auf dem Dachboden".

Therapeutisches und beraterisches Handeln hat aus dieser Perspektive das Ziel, Wandel in der Sinnstruktur eines Problemsystems voranzubringen. Die zentrale Frage lautet: „Was wäre, wenn ...?" Methodisch eignet sich auch das Geschichtenerzählen und das Umschreiben von Geschichten, um aus Vergangenem Neues entstehen zu lassen. Rituale des Übergangs können sich eignen, um Übergänge voranzubringen.

Dem Denken in Sinnstrukturen steht der naturwissenschaftlich geprägte Diskurs um die Entstehung und Aufrechterhaltung psychischer Störungen, hier kurz biopsychosoziales Modell genannt, gegenüber. Auch in diesem Diskurs werden psychische Störungen als Elemente in komplexen Wechselwirkungsprozessen größerer biopsychosozialer Systeme verstanden, in die ein Patient eingebunden ist. Eine gegebene Art von Psychopathologie lässt sich auch im biopsychosozialen Modell nicht auf eine spezifische Ursache zurückführen, sondern geht auf multiple Risiko- und Schutzfaktoren zurück, die sich gegenseitig beeinflussen. Zu sehr wird hierbei aber die psychische Störung noch als Ergebnis *prinzipiell isolierbarer* ätiologischer, schützender und risikoerhöhender Faktoren gesehen; und durch den biopsychosozialen Ansatz wird zwar – gegenüber einer rein medizinischen Betrachtungsweise – die Zahl möglicher Interventionen beträchtlich vergrößert, aber auch diese vielfältigen Interventionen stehen isoliert da und werden in der klinischen Praxis gerne einfach als Module betrachtet und „summiert".

Am Beispiel der Risiko- und Schutzfaktoren soll dieser subtile Unterschied zwischen dem Denken in Sinnstrukturen und dem biopsychosozialen Modell nun aufgezeigt werden.

Sowohl bei den Schutz- als auch bei den Risikofaktoren kommt der Familie eine besondere Bedeutung zu (Übersicht bei Heinrichs, Saßmann, Hahlweg & Perrez, 2002) – aber bereits in der Aufzählung all der erforschten Risiko- und Schutzfaktoren wird deutlich, dass Familie nicht nur als „familiärer Schutzfaktor" oder „familiärer Risikofaktor" im engeren Sinne der Forscher, also als isolierte Variable, relevant wird, sondern auch in ihren Einflussmöglichkeiten auf individuelle und gesellschaftliche Schutz- und Risikofaktoren.

Als familiäre Schutzfaktoren für psychische Gesundheit gelten: hohe elterliche Wärme, hohe Anteilnahme und Interesse der Eltern am Leben ihrer Kinder, ein mittleres Maß an Zusammenhalt und Anpassungsfähigkeit der Familie an veränderte Situationen sowie konsistentes elterliches Erziehungsverhalten; auf individueller Ebene sind von differentiellem Einfluss das Geschlecht (und sicher die Geschlechterstereotype), von positivem Einfluss höhere intellektuelle Fähigkeiten, positives Selbstkonzept, positives Temperament und soziale Fertigkeiten; auf gesellschaftlicher Ebene schützen eine gehobene sozioökonomische Situation, ein positiver Schulkontext und ein unterstützendes und anregendes soziales Netzwerk.

Eine Reihe von familiären Risikofaktoren erhöht das Risiko, dass Menschen psychische Störungen entwickeln: dysfunktionales Erziehungsverhalten, Vernachlässigung, negative familiäre Kommunikationsmuster, Partnerschaftskonflikte der Eltern, familiäre Gewalt, körperliche und sexuelle Misshandlung, Trennung/Scheidung der Eltern oder Tod eines Familienangehörigen, psychische Störungen, Kriminalität und geringe Bildung der Eltern sowie fehlende außerfamiliäre soziale Bindungen. Individuelle Risikofaktoren, die aber nicht losgelöst von der familiären Situation gesehen werden können: Verzögerung im Erwerb von Fertigkeiten, besonders der sozialen; Schwierigkeiten in der Emotionsbewältigung; schwieriges

Temperament; genetisch-biologische Einflüsse, wie z. B. chronische Erkrankungen/ Infektionen. Auch gesellschaftliche Risikofaktoren wie ein geringer sozioökonomischer Status, Arbeitslosigkeit, schlechte Wohnverhältnisse, schlechte Schulen, Diskriminierung, Migration und Flucht sowie Einkommensungerechtigkeit sind kaum unabhängig von der Familie zu sehen.

Eine neuere Richtung der akademischen Psychologie und Psychiatrie geht immer mehr von der Annahme aus, dass psychische Störungen in der Regel nicht durch einzelne spezifische Elemente von Systemprozessen (z. B. Gene, spezifische frühe Erfahrungen), sondern durch zirkuläre Wechselwirkungsprozesse auf multiplen „Pathways" entstehen. Nach wie vor sind es die „große Psychiatrie" und die psychotischen Störungen, die hier die interessantesten, aber auch kontroversesten Diskussionen hervorrufen; siehe etwa Aderhold und Borst (2009). In diesen Diskussionen werden auch belastende Familieninteraktionen nicht als unmittelbare „Ursachen" psychischer Störungen angesehen, aber als für die Aufrechterhaltung und die Auflösung psychischer Störungen wichtige Bedingungen.

Eine Therapie, die solche komplexen Wechselwirkungsprozesse zu beeinflussen versucht, ist daher notwendigerweise mehr oder weniger systemisch. Zur Therapie tragen aber auch Interventionen bei, die nicht genuin psychotherapeutisch sind (z. B. Einnahme von Antipsychotika), weshalb sich der systemtherapeutische Ansatz nicht nur zur Begründung von Familien-, Paar- und Einzeltherapie, sondern als integratives Rahmenkonzept einer umfassenderen biopsychosozialen Behandlungsperspektive eignet.

Die Denkweisen im Rahmen des biopsychosozialen Modells und das Denken in Sinnstrukturen nähern sich also aneinander an, ihre Differenz hat aber immer noch erhebliche Auswirkungen auf pragmatischer Ebene. Eine Therapie, die sich um die Rekonstruktion von Sinnstrukturen bemüht, würde die Krankheits- (besser: Symptom-)Entstehung aus der Familiengeschichte, der Biographie und aus den Interaktionen heraus verstehen, um dann den Stellenwert der Symptome im System zu verändern und vielleicht mit Hilfe vorgefundener Resilienz den Ausgang aus der Krise positiv zu gestalten (vgl. Kapitel 5.1); eine Therapie, die auf dem biopsychosozialen Modell beruht, würde dagegen versuchen, all die einzelnen ätiologischen Risiko- und Schutzfaktoren günstig zu beeinflussen und die Symptome direkt anzugehen, um die Störung zu beseitigen.

Ein letztes Wort zum Schulenstreit um den Begriff der Krankheit und um die Notwendigkeit störungsspezifischen Vorgehens: Dem Denken in multiplen Pathways, Risiko- und Schutzfaktoren, Vulnerabilität und Resilienz liegt ein Krankheitsverständnis zu Grunde, dem der Großteil der radikal-konstruktivistisch denkenden Therapeuten nicht folgt. Als Therapeutin in psychiatrischem Kontext würde ich jedoch ganz pragmatisch vorgehen: Ich arbeite systemisch, weil es gar nicht anders geht, und dekonstruiere Krankheiten und Diagnosen im Laufe der Zeit. Zugleich nutze ich das Wissen um Risiko- und Schutzfaktoren, um die passenden und wichtigen Fragen zu stellen und durch sie zu einem Fallverständnis jenseits aller gruppenstatistisch erhärteten Befunde zu gelangen.

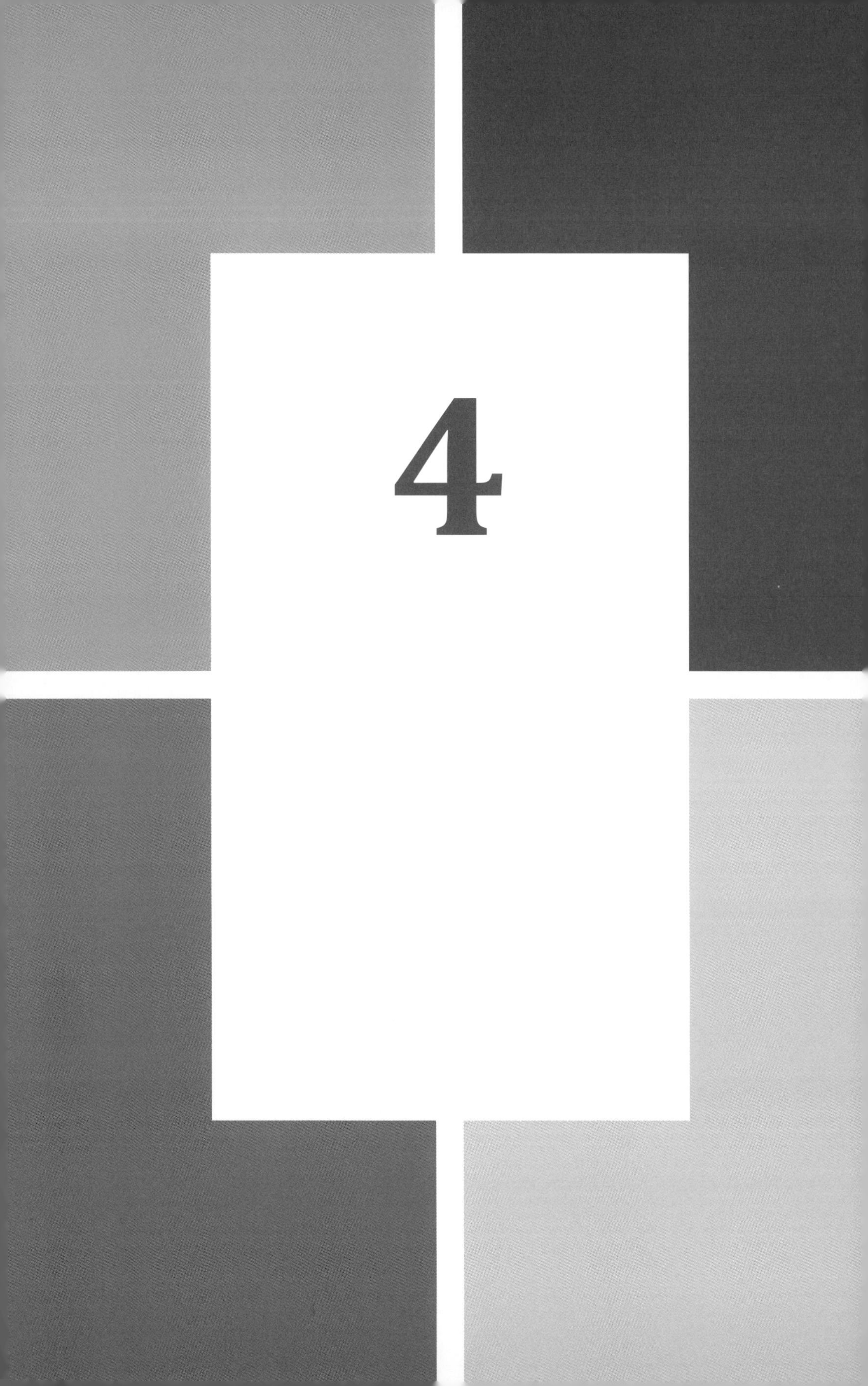

4

Praxis der systemischen Therapie

4.1 In der therapeutischen Beziehung

Mit der ursprünglichen Idee der systemischen Therapie, dass Fragen verstörend wirken und dadurch Denkmuster ändern, verbindet sich eine Anmutung von Zauberei. Voller Bewunderung über den Einfallsreichtum des Therapeuten hört man als Beobachterin einer Therapiesequenz die gut formulierte Frage, sieht die Klienten stutzen und nachdenken und im Idealfall sagen: „So habe ich das ja noch nie gesehen." Aber ist es wirklich die kognitive Aktivität, die durch die Frage ausgelöst wird und dann die Wirkung des Umdenkens erzielt? Oder ist es vielmehr der Affekt der Überraschung, dass hier jemand – nämlich der Therapeut – anders auf die Problemschilderung reagiert als gewohnt?

Was also ist die spezifische Wirkung der Technik oder Methode, und liegt sie eher im kognitiven oder eher im affektiven Bereich oder in beiden gleichzeitig? Auf welcher Art von Beziehung kann welche Technik aufgebaut werden? Und wie wird eine therapeutische Beziehung gestaltet, von der – wie in anderen Verfahren auch – angenommen wird, dass sie der wesentliche Wirkfaktor ist?

Dieser Abschnitt gliedert sich in vier Teile: zunächst wird der Rahmen für Beziehungsaufbau und -gestaltung behandelt (a), dann werden hilfreiche Beziehungselemente geschildert (b), danach die Prozessgestaltung unter dem Beziehungsaspekt beleuchtet (c) und zum Schluss wird die Verbindung zu den Wirkfaktoren, die in der Psychotherapieforschung im Fokus stehen, hergestellt (d).

a) Der Rahmen für Beziehungsaufbau und -gestaltung

Die Art der Beziehung, die eine systemische Therapeutin mit ihren Klienten aufbaut, hat sicherlich viele Facetten. Die Beziehung hängt ab von der Person der Therapeutin mit ihrer eigenen Geschichte und ihrem Habitus, von den Klienten und ihrer Problemlage sowie vom organisatorischen Kontext. So wird die eher ruhig und zurückhaltend auftretende Therapeutin, die aber in der psychiatrischen Klinik Leitungsfunktion hat und über die Entlassungen bei Zwangshospitalisationen mitentscheidet, nach Einweisung eines Mannes wegen Gewalt gegen die

Partnerin die Beziehung anders aufbauen und gestalten als der ideenreiche, muntere Therapeut, der in freier Praxis einer Angstpatientin zum ersten Mal begegnet.

Die folgende Tabelle listet einige Rahmenbedingungen auf, die eine Rolle für die Beziehungsgestaltung spielen könnten:

Tabelle 1: *Rahmenbedingungen für die Beziehungsgestaltung*

Bereich	Einflussfaktoren
Person des/der Professionellen	- eigene Biographie - berufliche Erfahrungen - persönlicher Kontext - Habitus
interaktioneller Rahmen[12]	die Problemlage bestimmt die Art der Beziehung: - Hilfe oder Kontrolle? - Therapie? - Anliegen und Interventionen Dritter („Triangulationen“)
organisatorischer Kontext	- Art der Organisation - Rolle des/der Professionellen - Aufträge Dritter

Diese Dimensionen bestimmen mit, wie die Beziehung aussieht, sind aber noch nicht der Kern. Innerstes Bestimmungsstück der Beziehung ist die affektlogische Rahmung zwischen Therapeutin und Klientensystem. Ziel der affektlogischen Rahmung ist die Metastabilisierung eines instabilen Systems. Mit dieser Rahmung wird angestrebt, die Grundstruktur des gerahmten Systems zu erhalten, gleich-

[12] nach Goffman, E. (1977). *Rahmen-Analyse. Ein Versuch über die Organisation von Alltagserfahrungen.* Frankfurt a. M.: Suhrkamp. Interaktionelle Rahmen strukturieren soziale Interaktionen, stellen Kontextdefinitionen für individuelles und soziales Handeln dar und dienen der Orientierung von Handelnden in sozialen Situationen. Sie geben Antwort auf die Frage: „Was geht hier vor?“

zeitig aber Wandel durch Kopplung mit dem sicher rahmenden System zu ermöglichen. Sie stellt den Boden dar, auf dem das „Fallverstehen in der Begegnung“ (Welter-Enderlin & Hildenbrand, 2004) stattfindet.

Hinter dem Begriffspaar „Fallverstehen in der Begegnung“ verbirgt sich ein Widerspruch: Fallverstehen erfordert Distanz, Begegnung dagegen Nähe. Beides ist unverzichtbar, komplementär und im Zeitverlauf variabel. Professionelles Handeln ist zwar Rollenhandeln und damit von vornherein durch Distanz charakterisiert; es muss jedoch im therapeutischen Handeln Mitmenschlichkeit einbeziehen, um einen Zugang zur Lebenspraxis des Klienten zu ermöglichen, der auf Verstehen im hermeneutischen Sinne begründet ist.

Beide Aspekte in ihrer Widersprüchlichkeit gleichzeitig in der Schwebe zu halten, ist Kern der therapeutischen und beraterischen Kunst. Von Deprofessionalisierung sprechen wir, wenn es zu einer Überbetonung eines der beiden Aspekte dieser widersprüchlichen Einheit kommt.

- Überhöht der Professionelle den Bezug zum allgemeinen, wissenschaftlichen Wissen und zu den Techniken (den Fallaspekt) und blendet dabei die Individualität des bzw. der Klienten aus, dann handelt es sich nicht um Kunst, sondern um Technokratie.
- Wird die Individualität des Klienten (der Begegnungsaspekt) dauernd in den Vordergrund gerückt, dann geht es nicht mehr um professionelles Handeln, sondern um Lebensgemeinschaft.

Fallverstehen bezeichnet das Verstehen von Mustern über die konkrete Situation hinaus. Es gründet auf Wissenschaft. Wissenschaftliches Wissen ist jedoch dadurch bestimmt, dass es anonym und unabgeschlossen ist. Um es auf einen spezifischen Fall anzuwenden, muss es in praktische Urteilskraft transformiert werden.

Die folgende Abbildung 3 zeigt das Konzept des Fallverstehens in der Begegnung mit der oben beschriebenen Hauptachse und der – normalerweise – dahinter liegenden „Wissensachse“. Damit wird angedeutet, dass Wissen und Handwerkszeug immer im Dienste des Fallverstehens und der Begegnung stehen müssen. Sie geraten nur dann in den Vordergrund, wenn über das professionelle Handeln reflektiert wird, also zum Beispiel in der Supervision.

b) Beziehungsgestaltung

Wie nun genau gehandelt und wie die Beziehung gestaltet wird, um die genannten Aktivitäten des Fallverstehens und der Begegnung herzustellen, und wie daraus Veränderung entsteht, wurde bis hierher noch nicht gesagt. Die in Kapitel 5 aufge-

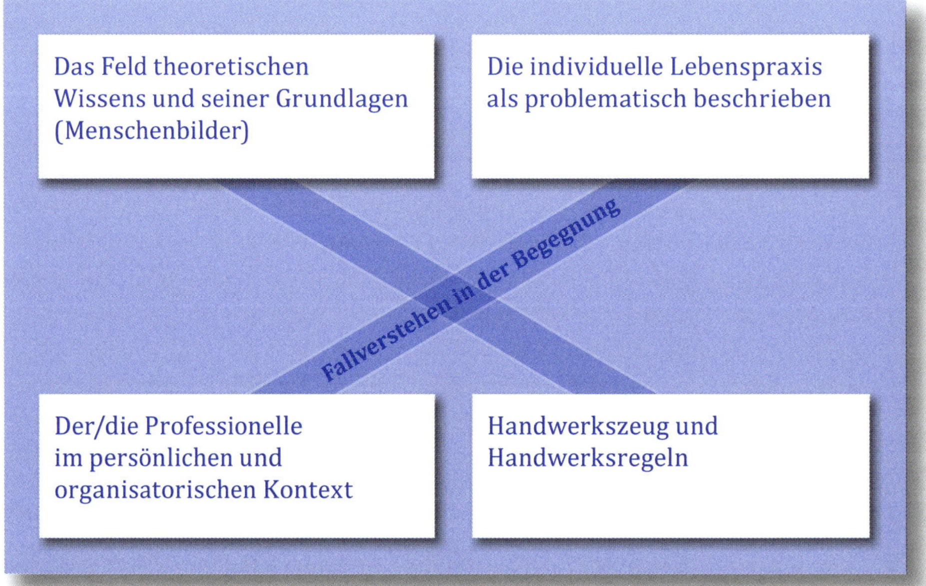

Abbildung 3: *Ein Konzept professionellen Handelns (Welter-Enderlin & Hildenbrand, 2004, S. 24)*

führten Annahmen darüber, wie Menschen sich ändern, liefern hierfür Anhaltspunkte; Anleihen bei der Therapieforschung psychodynamischer Provenienz (Krause & Merten, 1996; Streeck & Leichsenring, 2009) und bei der Säuglingsforschung (Stern et al., 2001) ergänzen das Bild; der Rückgriff auf die Grundtugenden systemischen Handelns (Selvini Palazzoli, Boscolo, Cecchin & Prata, 1981; Cecchin, 1988) rundet ab:

- Krisen werden als äußerer und innerer Anlass für Veränderung betrachtet. Bisherige Copingstrategien haben versagt oder sich als unzureichend herausgestellt, neue Strategien sind gefragt.
- Neues und Überraschendes regen zur Veränderung an, sobald ein sicherer Rahmen für Veränderung geschaffen ist.
- Die affektive Abstimmung zwischen Therapeutin und Klient(en) ist vermutlich mindestens ebenso entscheidend wie kognitiv verarbeitete Informationen für die Frage, ob etwas als neu erscheint.
- Wahrscheinlich sind es eher die ungewohnten, manchmal provozierenden affektiven Reaktionen der Therapeutin, die altgewohnte Muster auflösen helfen (Krause & Merten, 1996) und Lernen ermöglichen (Stern et al., 2001).

- Eine nicht-invasive, freundliche Art von Neugier ist eine therapeutische Grundtugend (Cecchin, 1988), die immer wieder hergestellt werden muss. Langeweile bei sich selbst festzustellen, sollte der Therapeutin Signal dafür sein, dass sie etwas in der therapeutischen Beziehung ändern und etwas unternehmen muss.
- Direktive Interventionen aus der Expertenposition heraus sind die absolute Ausnahme. Die systemische Grundtugend des Hypothesenaufstellens (Selvini Palazzoli et al., 1981) sieht anders aus: „Ich frage mich gerade, ob es vielleicht sein könnte, dass ...".
- Hypothesen geleitetes Fragen zielt darauf ab, Hypothesen zur Fallstruktur zu bestätigen oder zu verwerfen. Es darf weder zu viele Bestätigungen noch zu viele Ablehnungen hervorrufen. Es muss für alle Beteiligten interessant und „angemessen ungewöhnlich" (Andersen, 1990) bleiben.
- Der Fokus der Problembeschreibung wird vom „Indexpatienten" verschoben auf die Interaktionen in der Familie oder im größeren System.

All diese Punkte gelten, wenn mehrere Personen am Gespräch beteiligt sind, für alle Personen in einem ausgewogenen Verhältnis. Damit ist ein wesentlicher Bestandteil der therapeutischen Grundhaltung angesprochen, nämlich die Neutralität gegenüber Personen oder – anders ausgedrückt – die Allparteilichkeit. Eine wunderbar bodenständige Definition der Neutralität stammt von Selvini Palazzoli et al. (1981): Neutral war der Therapeut, wenn am Ende der Sitzung keiner eine Antwort weiß auf die Frage: „Auf wessen Seite stand der Therapeut?"

c) Prozessgestaltung: Hypothesenbildung, systemische Problemdefinition, Umgang mit Widerstand und Verhandlungen über Behandlung

Im Gegensatz zu den meisten anderen Verfahren wird in der systemischen Therapie prinzipiell nicht zwischen Diagnostik und Therapie unterschieden. Wie in Kapitel 2 dargestellt, soll es für den therapeutischen Prozess keine Rolle spielen, welche Störung der Indexpatient „hat" oder ob er so und so „ist"; denn diese Art von Störungsauffassung ist dem systemischen Denken fremd. Allerdings unterscheiden sich systemische Therapeuten einerseits doch deutlich in der Ausprägung ihres konstruktivistischen Denkens und andererseits in der Anerkennung der Möglichkeit, der Indexpatient könne ja tatsächlich ein individuelle Störung aufweisen (zur Diskussion dieses Spannungsfeldes vgl. Borst, 2003).

Wenn nun aber keine Diagnostik im herkömmlichen Sinne betrieben wird, wie wird der Therapieprozess zu Beginn gestaltet? Ob Einzel- oder Mehrpersonen-

Setting: Es wird, vor allem zu Beginn, viel über die Kommunikation und Interaktion um das beschriebene Problem herum (zum „Tanz um das Problem") gefragt. Dem Tanz liegt durchaus eine Melodie zu Grunde, die es zu verstehen gilt. Das genau ist die Fallstrukturhypothese (Hildenbrand, 2005b), die entwickelt und getestet wird. Oder um mit Buchholz (1998) zu sprechen: Diagnostik kommt in der Interaktion zwischen Klient und Therapeutin vor.

Der Stoff für die Hypothesen speist sich aus verschiedenen Quellen: aus der Erhebung des Genogramms (siehe Kapitel 4.2), aus den Beobachtungen der Familieninteraktionen sowie aus Beobachtungen verbaler und nonverbaler Reaktionen der Klienten. Folgende Faustregeln sollten beachtet werden:

- Hypothesenbildung ist nicht gleichzusetzen mit Ursachensuche!
- Der Wert einer Hypothese misst sich an der Nützlichkeit für den therapeutischen Prozess, d.h. sie ist so viel wert, wie sie zum Gesprächsverlauf passt.
- Jede Hypothese muss überprüfbar sein.
- Jede Hypothese muss fallen gelassen werden, wenn sie sich während des Gesprächs als entweder zu bestätigend oder zu unpassend herausstellt.
- Zusammenhänge zwischen der Lebensgeschichte und dem jetzigen Problem müssen die Patienten selbst herstellen, nicht die Therapeutin. Deshalb Fragen stellen statt zu interpretieren!

Die Hypothesen werden dem oder den Klienten ständig angeboten, bevorzugt in Form von hypothesengeleitetem Fragen. Sobald die Klienten eine Hypothese ablehnen, wird sie verworfen. Die Ablehnung wird also nicht als Widerstand und damit als Reaktionsweise oder gar Eigenschaft des Klienten gedeutet, sondern als Kommentar zur vorhergehenden Äußerung des Therapeuten.

Aus den Hypothesen werden in einem nicht deutlich zu unterscheidenden nächsten Schritt Lösungsideen abgeleitet. Eine typische Sequenz könnte etwa heißen: „Angenommen, Sie wollten mit Ihrem verrückten Benehmen dafür sorgen, dass Ihre Eltern Sie nicht alleine lassen: Was könnten Sie denn noch tun, um das zu erreichen?" Damit wird auf eine eher implizite Weise suggeriert, dass es immer mehrere Möglichkeiten gibt; das Symptom wird als Kommunikationsbeitrag gesehen, es wird eher als Lösungsversuch denn als Problem beschrieben, und der Möglichkeitsraum wird erweitert.

Aus einer ersten Runde von Hypothesenbildungen kann die systemische Problemdefinition entstehen, die – analog zur Diagnose – als Basis für einen mehr oder weniger expliziten Therapievertrag und die Planung der weiteren Therapie dienen kann. Merkmale einer systemischen Problemdefinition sind:

- das gezeigte Problem wird mit dem relevanten Kontext verknüpft

- die Problemsicht des Patienten/der Familie wird in Frage gestellt („verstört")
- Sinn und Nutzen des Problems werden gleichwertig mit dem Schaden dargestellt („Problemneutralität"; Retzer, 1994)
- verschiedene Sichtweisen auf das Problem werden dargestellt
- Handlungsspielraum und Eigenverantwortung werden aufgezeigt
- (eventuell): Ziele werden definiert und operationalisiert

Fallbeispiel: Herr F. – Therapieplan anlässlich seiner 15. Hospitalisation wegen Tätlichkeiten in psychotischem Zustand (Auswahl)

Hier sind nur Teile der eben aufgeführten Liste erfüllt: Die Tätlichkeiten, nämlich Angriffe gegen ausländische Mitbürger, wurden nicht „problemneutral" beschrieben; das wäre weder Familie noch Behörde noch Team zu vermitteln gewesen. Aber immerhin konnte Herr F. bereits in diesem Anfangsstadium sich a) mit dem Therapieplan einverstanden erklären und b)Verantwortung für den Verlauf der Hospitalisation übernehmen. Das führte schlussendlich, nach der erwähnten späteren Vereinbarung mit dem externen psychiatrischen Dienst und der Entlassung aus der Klinik, dazu, dass c) Herr F. seit nunmehr 12 Jahren nicht mehr in die Klinik eintreten musste.

Über den Fortgang der Therapie oder Beratung wird ständig reflektiert und verhandelt. Der Begriff Behandlung wird vermieden, denn es soll im Idealfall ein dialogischer und kooperativer Prozess sein, der da abläuft. In Zwangskontexten – wie er für Herrn F. bestand – ist diese Idealvorstellung natürlich nicht immer erfüllt. Hier lautet dann eine bewährte Frage, der sogar zum Titel eines Standardwerkes über systemische Therapie in Zwangskontexten geworden ist: „Wie kann ich Ihnen helfen, mich wieder loszuwerden?" (Conen & Cecchin, 2007). Die Darstellung mehrerer Perspektiven auf das gezeigte Problem, also eben gerade nicht die konsensuelle Problembeschreibung, kann ebenfalls hilfreich sein, um trotz Zwangskontext eine Kooperation zu erreichen (siehe auch Borst & Leherr, 2008).

Gut verträglich mit dem systemischen Vorgehen sind die Aushandlung von Therapiezielen zu Beginn und die Evaluation der Zielerreichung am Ende des Therapieprozesses. Allerdings sind die Anliegen der Klienten zu Beginn oft noch nicht so explizit, als dass sie sich als Auftrag oder als Therapieziel formulieren ließen. Diese Formulierung des Auftrags ist bereits Teil des Prozesses und hört auch eigentlich nie auf. Deshalb ist es aus Sicht von Vertretern anderer Verfahren eventuell schwierig, im Verlauf einer systemischen Therapie ein wohlstrukturiertes Vorgehen zu erkennen. Und doch lassen sich Kriterien definieren, die eine Antwort auf die Frage ermöglichen: Wann ist zu Ende therapiert? (Borst & Dinkel-Sieber, 2012).

Probleme/Ressourcen	Entlassungs-hindernis?	Ziele	Maßnahmen
(wer sieht das Problem wie?)		(woran merkt man, dass das Problem beseitigt ist?) (wann ist das Problem kein Entlassungs-hindernis mehr?)	
(Therapeuten): Haben Befürchtungen auf Grund der Vorgeschichte – meist führten Tätlichkeiten zu den bislang 14 Hospitalisationen. (Herr F.): Möchte wegkommen von den Zuständen, die ihn plötzlich überfallen. Es kommt immer erst die Angst, dann legt sich Herr F. ins Bett und wartet. Oft wird dann die Angst schlimmer, Herr F. fühlt sich bedroht und „setzt Zeichen", indem er jemanden angreift.	ja, laut Behörde	keine Bedrohung von Personal oder anderen Personen Bedingungen der Angst verstehen, andere Methoden entwickeln, als sich ins Bett zu legen	schriftliche Vereinbarung mit dem Team, später mit den Nachbetreuenden Rückzug wohldosiert, Kontakte planen, die „Zuversicht" und das „Vertrauen" im inneren Verein stärken
Eltern haben häufig die Einweisung veranlasst. Herr F. fühlt sich dadurch gegängelt.		Jemand anderen finden, der draußen mit Herrn F. zusammen seinen psychischen Zustand im Auge hat und bei Bedarf die Klinikeinweisung organisiert.	Vertrag mit dem externen psychiatrischen Dienst in R. machen.

Abbildung 4: *Therapieplan*

d) Bezug zu den Wirkfaktoren der Psychotherapie-Forschung

Hier soll zunächst die Zuordnung zu den vier allgemeinen Wirkfaktoren nach Grawe (2004) erfolgen:

Ressourcenaktivierung: Als besonders wirksam gilt es, an den positiven Möglichkeiten, Eigenarten, Fähigkeiten und Motivationen des Klienten anzusetzen. Für den Therapieerfolg spielt eine wesentliche Rolle, ob der Patient seinen Therapeuten als unterstützend, aufbauend, im Selbstwert positiv bestätigend und sich selbst als zu einer guten Beziehung fähig erlebt. Den ersten Teil würde sicher jeder systemisch denkende und handelnde Mensch für richtig und wichtig halten; der zweite Teil entspricht nicht unbedingt systemischer Praxis, denn es wird eher als wirksam angesehen, nicht zu bestätigend zu sein. Hier sei aber nochmals auf die Unterscheidung hingewiesen: Respekt wird gegenüber der Person gezeigt, Respektlosigkeit gegenüber Ideen.

Problemaktualisierung: Was verändert werden soll, muss zuerst aktiviert werden, d. h. vom Klienten real erlebt werden. Dies entspricht zum Teil systemischer Praxis. Einer der Urväter der Familientherapie, Salvador Minuchin (Minuchin & Fishman, 1981) , nannte die entsprechende Technik „Enactment“: Er konstruierte ein Szenario, in dem die dysfunktionalen Muster der Familie in der Therapiesitzung gezeigt wurden, bevor der Therapeut sie zu ändern begann. Eine Variante systemischen Arbeitens, nämlich die lösungsorientierte Therapie, verneint dagegen die Notwendigkeit, überhaupt auf das Problem Bezug zu nehmen. Andere Varianten beginnen zwar mit einer Problembeschreibung, vermeiden aber ein Verharren in der sogenannten „Problemtrance“ und versuchen sehr schnell, von Lösungen zu sprechen.

Problembewältigung: Der Therapeut soll den Klienten mit geeigneten Maßnahmen aktiv darin unterstützen, mit einem bestimmten Problem besser fertig zu werden. Dafür muss ernst genommen werden, was der Patient als sein Problem erlebt. Für die therapeutische Wirkung ist entscheidend, dass der Patient die reale Erfahrung macht, im Sinne seiner Ziele besser mit der betreffenden Situation zurechtzukommen. Auch hier ist die systemische Praxis weit weniger problemorientiert als andere Verfahren. Nicht das Problem für sich genommen, sondern die autonome Lebenspraxis steht im Vordergrund der therapeutischen Bemühungen.

Motivationale Klärung: Der Therapeut hilft dem Klienten, sich über die Bedeutung seines Erlebens und Verhaltens im Hinblick auf seine bewussten und unbewussten Ziele und Werte klarer zu werden. Hier finden wir in der systemischen Praxis eine Fokusverschiebung weg von den individuellen Erlebens- und Verhaltensweisen hin zur Bedeutung gezeigten Erlebens und Verhaltens in der Interaktion mit Anderen.

Wir sehen also, dass die Hauptunterschiede zu den anderen Verfahren in der Ent-Fokussierung oder gar Auflösung der Problemsicht bestehen. Es könnte sich auch häufig um eine Figur-Grund-Verschiebung handeln: Wenn die Autonomie der Lebenspraxis im Zentrum des Interesses steht, sind Probleme (als anfangs zu raumgreifendes

Hindernis) mit-gemeint; durch Ausweitung des Grundes kann die Figur ruhig bestehen bleiben, sie stört nicht mehr. Die folgende Fallvignette soll dies verdeutlichen.

Fallvignette Frau R.

Frau R. wird von ihrem Hausarzt mit der Diagnose einer rezidivierenden depressiven Störung in die psychiatrische Klinik eingewiesen. Sie zeigt psychotische Symptome, so dass die depressive Episode als „schwer" eingestuft wird. Im Verlauf der Hospitalisation erzählt sie von einem dramatisch zugespitzten Familienkonflikt in ihrer spanischen Herkunftsfamilie, von dem sie ihrem Mann nichts erzählt hat, da es um die sexuellen Annäherungsversuche ihres Schwagers geht und ihr Mann ohnehin schnell eifersüchtig wird. Je besser es Frau R. gelingt, die amourösen Verwicklungen in der Heimat zu klären, umso schwächer wird die psychopathologische Symptomatik und umso besser gelingt es Frau R., in den Paargesprächen ihren Standpunkt zu vertreten. Im abschließenden Paargespräch, kurz vor Austritt aus der Klinik, wird das Geheimnis zwar nicht geöffnet, aber angedeutet. Als Ziel der weiterführenden ambulanten Paarberatung wird formuliert, dass Frau R. lernen möchte, (1.) Konflikte in ihrer Herkunftsfamilie mit ihrer eigenen Menschenkenntnis sowie ihrer eigenen Urteilskraft anzugehen und (2.) auch in der Schweiz selbst einzuschätzen, wie weit sie mit ihren Flirts gehen kann, ohne sich ständig in Schwierigkeiten zu bringen. Herr R. möchte lernen, (3.) seiner Frau in puncto Menschenkenntnis mehr zuzutrauen, und (4.) in der Erziehung des gemeinsamen zwölfjährigen Sohnes sollen die Leitlinien künftig gemeinsam festgelegt werden.

Das zu Beginn gezeigte Problem, die schwerwiegende psychotische Symptomatik, geriet völlig in den Hintergrund, als die Familienbeziehungen geklärt werden konnten. Biologisch orientierte Psychiater könnten nun einwenden, es habe sich hier sicher um eine eher reaktive Art von Depression gehandelt; endogene, also eher biologisch determinierte Depressionen hätten nicht so gut auf Paar- und Familieninterventionen angesprochen und hätten einer am Symptom orientierten medikamentösen und psychotherapeutischen Behandlung bedurft. Das mag sein. Allerdings entspricht es durchaus klinischer Erfahrung, dass mit steigender Qualität der therapeutischen Beziehung von den Klienten mehr erzählt wird und dass psychopathologische bis hin zu psychotischen Symptomen dadurch für den Therapeuten „verstehbarer" werden. Und was heißt das anderes, als dass gezeigtes Verhalten und berichtetes Erleben in dem immer deutlicher werdenden Kontext „sinnvoll" erscheinen.

Doch nun betrachten wir den Boden als bereitet für die Darstellung der Werkzeuge und Methoden, derer sich die systemische Therapie bedient.

4.2 Typische Werkzeuge und Methoden

Als eine wesentliche Grundlage der systemischen Therapie kann die Kommunikationstheorie von Watzlawick, Beavin und Jackson (1969) angesehen werden. An dieser Stelle seien nun zunächst die Grundannahmen aufgeführt, die von dieser Theorie zu den Werkzeugen und Methoden führen.

Grundannahmen:

- Ein ausgedrücktes Gefühl oder eine Verhaltensweise kann (auch) als eine Botschaft oder ein kommunikatives Angebot an einen anderen gesehen werden.
- Der/die andere reagiert auf diese Botschaft auf eine bestimmte Weise.
- Ausgedrückte Gefühle, Verhaltensweisen und Symptome haben immer auch eine Funktion in den wechselseitigen Beziehungsdefinitionen.

Folgerungen aus diesen Grundannahmen für die Praxis:

- Wir fragen vorzugsweise den, der die Botschaft empfängt, nicht den, der sie sendet.
- Wir fragen einen Dritten, wie er die Beziehung zweier Anderer sieht.

Damit wird erreicht, was wir als Grundprinzipien systemischen Handelns diesem Kapitel voranstellen wollen:

Systemisches Handeln – Grundprinzipien:

Der Befragte wird zu Perspektivenwechseln angeregt.

Die neue Information regt neue Sichtweisen und Denkprozesse an.

Prozesse und Beziehungsmuster werden beschrieben und dadurch verdeutlicht.

Das Problemverhalten erhält im Beziehungskontext einen neuen, bisher nicht entdeckten Sinn.

Eigenschaftszuschreibungen (sie ist bösartig, depressiv, manisch, launisch, ...) werden „verflüssigt“ durch Fokussierung auf Verhaltensweisen und Kommunikationsbeiträge.

Wichtige Werkzeuge der systemischen Praxis, die systemischen Fragen, basieren auf diesen Grundannahmen und verfolgen die genannten Prinzipien. Dabei kann in verschiedene Richtungen gefragt werden:

- In Mehrpersonen-Settings, also zum Beispiel in einer Familiensitzung, kann die Therapeutin die Beziehungen der Anwesenden untereinander erfragen („Was hat es wohl für Ihren Sohn bedeutet, als er den Vater weinen sah?").
- In Einzel- wie in Mehrpersonen-Settings kann die Therapeutin die Beziehungen zu abwesenden Familienmitgliedern oder Personen aus anderen Systemen erfragen („Wenn Ihre Mutter jetzt hier säße, wie hätte sie dann auf die Schilderungen Ihrer Schwester reagiert?").
- Die Therapeutin kann mit Fragen darauf abzielen, dass die zeitliche Perspektive gewechselt wird, dass von der Vergangenheit in die Gegenwart, von der Zukunft in die Gegenwart, von der Gegenwart in die Zukunft usw. geschaut wird („Wenn Sie mit 17 Jahren die Erfahrung gehabt hätten, die Sie heute haben: Was hätten Sie dann anders gemacht?").
- Auch verschiedene Anteile der Person können in den Perspektivenwechsel einbezogen werden („Was würde Ihr innerer Genauigkeitsfanatiker dazu sagen, wenn der Chaot in Ihnen einmal pro Woche das Sagen bekäme?").

Im Folgenden wollen wir der Übersichtlichkeit halber die Werkzeuge und Methoden in drei Abschnitte gliedern: auf die Vergangenheit bezogen, in der Gegenwart verortet und auf die Zukunft gerichtet. Innerhalb einer Therapiesitzung kann der Fokus mehrfach wechseln. Manche Werkzeuge können auch auf zwei oder sogar alle drei Zeitabschnitte zugleich gerichtet werden. Die Gliederung ist also nicht immer ganz stringent, wird aber aus didaktischen Gründen hier gewählt. Denn viele Fragen von Weiterbildungs-Teilnehmern münden in die Kernfrage: Welcher Fokus ist wann angezeigt? Dazu später mehr.

A. Auf die Vergangenheit bezogene Methoden und Werkzeuge

Selbstverständlich ist es von Interesse, zu jedem aktuell als problematisch beschriebenen Verhalten auch die früher gezeigten Muster zu erfahren. Dies entspricht in etwa der Problemanalyse der Verhaltenstherapie (VT), nur dass in der systemischen Therapie die zirkulären Prozesse der Kommunikation im Vordergrund stehen.

Darüber hinaus gibt es auch noch ein weitergehendes Interesse an der Vergangenheit. Die Varianten systemischer Therapie unterscheiden sich aber wahrscheinlich in diesem Punkt am meisten: Wie viel Wert wird auf die Erkundung der Biographie gelegt? Welche Rolle spielt die Familien- und die persönliche Geschichte, wenn aktuelle Kommunikationsmuster verändert werden sollen? Wie wichtig ist es, sie dafür nochmals zum Thema zu machen? Die Methoden, die sich mit der persönlichen und der Familiengeschichte befassen, werden hier mit dem Begriff der Biographie- und Genogrammarbeit zusammengefasst.

a) Biographie- und Genogrammarbeit

Durch die Fragen der Therapeutin werden der Klient und die Familie angeregt, Geschichten aus der Vergangenheit zu erzählen. Währenddessen kann das Genogramm gezeichnet werden, das eine schnelle Übersicht über die Verwandtschaft gibt und in späteren Sitzungen dem Gedächtnis der Therapeutin nachhilft. Auch können „weiße Flecken" und Lücken im Genogramm Anlass zu weiteren Fragen sein. Die Fragen können rein erkundender Natur sein („Wann ist Ihr Vater aus der Kriegsgefangenschaft heimgekehrt?") oder bereits durch ihren zirkulären Charakter Beziehungen in der Familie verdeutlichen („Was hat Ihre Mutter über die Zeit erzählt, als Ihr Vater aus der Kriegsgefangenschaft zurückkehrte?" oder „Was haben Ihre Eltern Ihnen als Kind über die Zeit nach dem Krieg erzählt?").

Wenn Biographie- und Genogrammarbeit gemacht wird, ist es vermutlich weniger der Aspekt der Einsicht, der Wirksamkeit entfaltet, sondern die vielfältigen Möglichkeiten der Hypothesen-Generierung, die sich daraus ergeben. Weniger technisch ausgedrückt: Erst, wenn wir die Biographie einigermaßen kennen, können wir verstehen, wie der Mensch zu dem geworden ist, der er ist, aber auch, was er daraus machen kann. Wobei es einerseits die Fakten an sich, andererseits aber vor allem die Art des Erzählens, die Wortwahl und die Bedeutungsgebungen sind, die die Therapeutin interessieren.

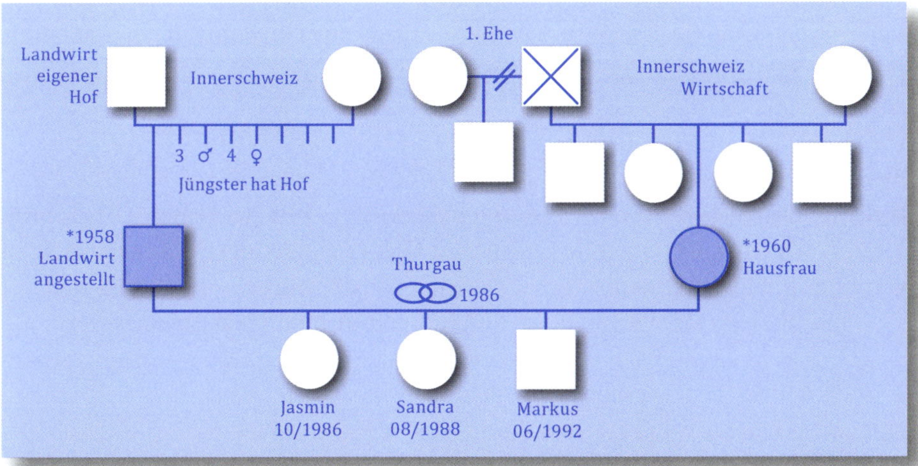

Abbildung 5: *Genogramm-Beispiel: Bereits aus den Fakten können viele neue Fragen abgeleitet werden.*

Ein feiner, aber wichtiger Unterschied besteht in der Art, wie Genogramme ursprünglich von den Pionieren dieser Methode (Bowen, 1978;[13] McGoldrick & Gerson, 1990) verwendet wurden und wie vorzugsweise heute mit den Informationen umgegangen wird. Während McGoldrick und Gerson (1990) den Nutzen der Methode so beschrieben: „Durch das Abfragen der gesamten Bandbreite des aktuellen familiären Kontextes wird der Therapeut in die Lage versetzt, das Eingebundensein der unmittelbaren Mitspieler im Familiendrama einzuschätzen und die Stärken und Verletzlichkeiten der Familie bezogen auf die Gesamtsituation zu beurteilen." (S. 3), wird heute möglichst dialogisch und hypothetisch vorgegangen. Es geht nicht um ein Ab- oder Ausfragen, sondern um ein Gespräch, um gemeinsame Hypothesenbildung und um das Geschichten-Erzählen (vgl. nächster Abschnitt b).

Als Spezialfall kann die sequentielle Genogrammarbeit (Hildenbrand, 2005a) gelten, der nochmals ganz eigene Annahmen zu Grunde liegen. Hierbei wird chronologisch schrittweise „vorwärts" vorgegangen, indem bei den Großeltern, besser noch bei den Urgroßeltern, begonnen wird. Nur objektive Daten wie Name, Geburtsjahr, Beruf, Religionszugehörigkeit, Geburts-, Wohn- und Arbeitsort werden betrachtet. Aus diesen Daten wird auf der Basis soziologischer und wirtschaftsgeographischer Kenntnisse eine Hypothese darüber aufgestellt, wie sich der betreffende Mensch wohl entschieden haben könnte, als es um Berufswahl, Heirat, Kinderzahl, Übernahme des elterlichen Betriebs usw. ging. Bestätigt sich bei Aufdeckung weiterer („späterer") Daten die Hypothese, wird eine weitere Hypothese, zu chronologisch später liegenden Ereignissen, aufgestellt; war die Hypothese falsch, liegt eine interessante Abweichung vom „Typischen" vor, die durchaus zum Verstehen der problematischen aktuellen Lebenspraxis beitragen kann. Die sequentielle Genogrammarbeit eignet sich hervorragend für die Reflexion über den Fall, etwa im Rahmen einer Supervision, weniger jedoch für die Gesprächsführung.

b) Hypothesenbildung, Geschichten, Lebensthemen

Aus den Daten des Genogramms und aus anderen Informationen bildet die Zuhörerin laufend Hypothesen. Dies geschieht mehr oder weniger bewusst und sollte nicht übertrieben werden. Wie gesagt: Das Gespräch über die Muster, die man zu erkennen meint, ist wesentlich wichtiger als das schnelle, abschließende Urteil.

Die Hypothesenbildung kann aus folgenden Informationen gespeist werden:

1. Muster über Generationengrenzen hinweg bezüglich
   - Krankheiten/Todesursachen

[13] Bowen, M. (1978). *Family Therapy in Clinical Practice.* Northvale, NJ: Jason Aronson Inc.

- Berufen, beruflichen Erfolgen und Misserfolgen, Delegationen
- Ähnlichkeiten der Position in der Geschwisterreihe
- Koalitionen und Konflikten (Subsysteme)

2. Veränderungen während/nach kritischen Lebensereignissen, wie:
   - Heirat, Schwangerschaft, Schwangerschaftsabbruch, Familienzuwachs
   - Tod von Familienmitgliedern
   - Trennung, Scheidung vom Partner
   - eigene Krankheiten
   - Aus- und Umzüge von Familienmitgliedern
   - berufliche Veränderungen (Berufswechsel, Beförderung, Verlust des Arbeitsplatzes, Berentung)
   - erhebliche Einkommensänderung, große Kreditaufnahme
   - Traumatisierungen wie Unfall, Missbrauch, Vergewaltigung, Folter

Rein technisch gesehen, ist auch eine häufige Frage: Wie viel Geschichten-Erzählen lasse ich als Therapeutin, zum Beispiel während der Erhebung des Genogramms, zu? Die Antwort: Es kommt darauf an ... – die Erhebung des Genogramms darf sich durchaus über mehrere Sitzungen hinziehen, wenn bereits in den Geschichten Ansatzpunkte für Interventionen erkennbar sind. Auch hier sind Diagnostik und Intervention bereits vermischt. Wenn ich allerdings den Eindruck habe, die Erzählung bleibt in ständigen Wiederholungen stecken, indem zum Beispiel immer wieder die eigene Opferrolle betont wird, werde ich sie unterbrechen zu Gunsten einer aktiveren, Verantwortungsübernahme fordernden Befragung.

Die Strukturen und Strukturierungen, die aus der Geschichte erkennbar werden, werden von einigen Autorinnen (Papp & Imber-Black, 1996; Welter-Enderlin, 1999) auch Lebens- und Familienthemen oder -geschichten genannt. Sie beschreiben, wie Therapeuten zu diesen zentralen Themen vordringen können und sie für Veränderungen nutzen können. Das Genogramm kann, wie oben dargestellt, als Ausgangspunkt für vergangene Geschichten dienen („Der Onkel der Mutter – wie hat er damals den Krieg überstanden?"), aber auch als Aufhänger für Reflexionen zu gegenwärtigen Einstellungen („Wie viel von dem Familienmotto haben Sie übernommen und wie kam es dazu?") und zukünftigen Möglichkeiten („Was davon möchten Sie an Ihre Kinder weitergeben?").

Aus der eher explorierenden Absicht, aus den Geschichten ein besseres Fallverständnis zu entwickeln, kann eine verändernde Absicht werden, indem man gemeinsam mit dem Klienten die Geschichte um-schreiben will. Aus Erzählmustern, die mit Abwertungen des Erzählenden und seiner Umgebung einhergehen, werden alternative Geschichten über Kompetenzen, Ressourcen und Qualitäten von Beziehungen („narrative Therapie", White & Epston, 1992/2006).

Die folgende Fallvignette, wiederum zu Frau R., ist ein Beispiel für eine solche neu- und um-geschriebene Geschichte. Sie wurde als Epikrise für den Austrittsbericht aus stationärer psychiatrischer Behandlung geschrieben.

Fallvignette Frau R. (2)
Epikrise

Es handelt sich wohl um eine rezidivierende depressive Störung vor dem Hintergrund zahlreicher belastender Lebensereignisse in Kindheit und Jugend. Die damals gelernte Hilflosigkeit gegenüber Angriffen (meist männlicher) Verwandter und Bekannter führte vermutlich dazu, dass Frau R. sich später einen Beschützer und Manager ihrer Angelegenheiten als Partner suchte. Obwohl Frau R. ihre Ehe nicht gefährden will, sucht sie auch heute noch die Aufmerksamkeit von Männern, die sie durch ihr attraktives Äußeres leicht bekommt. Weiterreichendes Interesse dieser Männer kann sie dann schwer abwehren. Ihr Mann kann ihr bei der Lösung solcher Probleme nicht helfen, stellt im Gegenteil dann die Beziehung in Frage. Die zu Anfang gezeigte schwerwiegende psychotische Symptomatik kann als Ausweg verstanden werden: Frau R. konnte zunächst nicht anders ausdrücken, welche Probleme ein Familienkonflikt im Mai dieses Jahres ihr bereitet hat. Ihr Mann konnte darüber nur Vermutungen anstellen. Ein Ausstieg aus der Realität war in dieser Situation durchaus ein passendes Mittel.

Hier wurde also die aktuelle psychische Krise in den biographischen Zusammenhang eingeordnet. Die psychotische Krise wird als Ausweg bezeichnet und so umgedeutet (siehe in diesem Kapitel unter g) zu „Reframing"). Die Geschichte ist ein wenig Krankengeschichte, aber durch die aktive Sprache noch viel mehr Problembewältigungsgeschichte. Die Steigerung wäre eine Gesundheits-(Resilienz-)geschichte. Das Um-Schreiben von pessimistischen, defizitorientierten in optimistische, ressourcenorientierte Geschichten darf jedoch nicht übertrieben werden. Bei einer längeren und schmerzlichen Leidensgeschichte könnte sich der Patient sonst fragen – und an dieser Frage verzweifeln –: „Was habe ich eigentlich die letzten Jahre gemacht, wenn mein Problem doch eigentlich gar kein Problem war?"

Doch der Blick auf das Genogramm und das Fallverstehen vor dem Hintergrund der eigenen Geschichte(n) machen auch etwas mit der Therapeutin. Sie beginnt, die Auffälligkeiten als kreative Formen des Umgangs mit Belastung zu verstehen und zu respektieren. Das wiederum hilft ihr, weniger darauf zu drängen, dass sie schnell verändert werden, als vielmehr, dass zu ihnen eine andere innere Haltung gefunden wird.

B. In der Gegenwart verortete Methoden und Werkzeuge

Hierunter fallen alle Methoden und Werkzeuge, die die aktuellen Strukturen und Muster explorieren und beeinflussen. Die zwei wichtigsten Stichworte sind Problem und Lösung: Der Tanz um das Problem wird erfragt, das Problem wird als Lösung gesehen, andere Lösungsversuche und -möglichkeiten werden eruiert. Die als problematisch beschriebene Lebenspraxis wird dabei nur insofern thematisch, als sie eben von jemandem als problematisch gesehen wird. „Krankheiten" sind nur dann explizit Thema, wenn sie a) problematische Lebenspraxis zur Folge haben, z. B. als suboptimale Anpassung an körperliche Gebrechen, oder b) die Beziehungen im System ungünstig beeinflussen.

Wiederum sind es die systemischen Fragen, die vorrangig zu nennen sind.

Die folgende Aufstellung unterteilt, in Anlehnung an von Schlippe und Schweitzer (2012), in Wirklichkeits- und Möglichkeitsfragen; damit ist gemeint: Die Wirklichkeitskonstruktionen der Gesprächsteilnehmer werden erfragt und der Möglichkeitsraum wird durch Fragen erweitert. Die beabsichtigte Wirkung wird hier aber gleich mit dargestellt: die Utilisation (Nutzbarmachung) oder Umdeutung des Problems und die Entwicklung einer Lösungsorientierung. Viele der Fragen sind geeignet, zirkuläre Zusammenhänge zwischen Ereignissen zu verdeutlichen; deshalb enthält dieses Buch kein eigenes Kapitel zum zirkulären Fragen, sondern die hier gewählte Gliederung.

c) Wirklichkeitsfragen nach dem Problem im Kontext – Umdeutung und Utilisation des Problems

Das Problempaket aufpacken:

- Aus welchen Verhaltensweisen besteht das Problem?
- Wem wird dieses Problemverhalten gezeigt, wem nicht?
- Wo wird es gezeigt, wo nicht?
- Wann wird es gezeigt, wann nicht?

Den Tanz um das Problem erfragen:

- Wer reagiert am meisten auf das Problemverhalten, wer am wenigsten?
- Wie reagieren welche Anderen darauf?
- Wie reagiert das „Problemkind" auf die Reaktionen der Anderen?
- Wie reagieren die Anderen auf die Reaktionen des „Problemkindes" usw.? (bis ein Kreislauf deutlich wird)

Erklärungen für das Problem erfragen:

- Wer hat welche Erklärungen für das Problem?
- Welche Folgen haben diese Erklärungen?

Bedeutung des Problems für die Beziehung erfragen:

- Was hat sich in den Beziehungen verändert, als das Problem begann?
- Was würde sich in den Beziehungen verändern, wenn das Problem wieder aufhören würde?

Wenn zu viel und zu lange über das Problem gesprochen wird, kann eine Problemtrance (siehe folgenden Abschnitt) und damit die Zementierung einer Opferhaltung eintreten. Wenn hingegen die Art des Sprechens über das Problem so gestaltet wird, dass das Problem auch immer wieder als hilfreich und nützlich erscheint, dass es manchmal auch absichtlich herbeigerufen werden kann, dass es genauso gut aber auch weggeschickt werden kann, dann fördert selbst das Sprechen über das Problem eine aktive Haltung und ein Gefühl der Selbstwirksamkeit.

d) Möglichkeitsfragen um das Problem herum – Lösungsorientierung

Hypothetische Fragen zur spielerischen Einführung neuer Möglichkeiten, die so anfangen können:

- „Angenommen, dass ..."
- „Was wäre, wenn ..."
- „Wer würde wie reagieren, wenn ..."
- „Stellen Sie sich einmal vor, ..."

Beispiele:

„Wenn jetzt Herr Y. wieder Symptome zeigen würde und einige Zeit ins Krankenhaus käme: Wie würde sich das auf die Beziehung zwischen Frau A. und Herrn B. auswirken?"

„Stellen Sie sich einmal vor, es wären fünf Jahre vergangen: Welcher der Kollegen wird als Erster das Team verlassen? Für wen wäre der Abschied am schwierigsten?"

Verbesserungsfragen:

- Fragen nach Ausnahmen vom Problem
- Fragen nach Ressourcen
- „Wunderfrage"; Beispiel: *„Angenommen, über Nacht wäre ein Wunder geschehen und Ihr Problem wäre am nächsten Morgen gelöst: Was genau wäre das Wunder und woran würden Sie merken, dass es geschehen ist? Was würden Sie beim Aufstehen anders machen? Wie würde sich das anfühlen? Wie würde Ihr Tag verlaufen?"* Viele weitere Beispiele sind beim Erfinder und Meister der Wunderfrage Steve de Shazer (de Shazer, 2002) zu finden.

Verschlimmerungsfragen:
- Fragen, was aktiv für eine Verschlechterung getan werden könnte
- Fragen, was passieren würde, wenn nichts passiert
- Fragen, wer etwas davon hätte, wenn alles noch schlimmer wäre

Problem- und Lösungsszenarien
- Fragen nach dem Nutzen, das Problem zu behalten
- Zukunfts-Zeitpläne
- Frage nach einem bewussten Rückfall
- „Als-ob"-Fragen

Die Möglichkeitsfragen sind oft in die Zukunft gerichtet, können aber auch die aktuell schon bestehenden Möglichkeiten ausloten. Besonderer Erläuterung bedürfen die Wunderfragen und die „Als-ob"-Fragen: Mit solchen Fragen wird ein Nachdenken über eine Zeit ohne das Problem induziert, die manchmal schon ausreichen, um tatsächlich ohne das Problem weiterzuleben. Die Therapie des „Als-ob", die den Fokus auf zukünftiges Handeln richtet, ist unter Punkt m) ausführlich dargestellt.

Der Wirkmechanismus der Möglichkeitsfragen könnte darin bestehen, dass die sogenannte Problemtrance beendet wird. Der Begriff der Problemtrance stammt aus der hypnosystemischen Therapie (Erickson & Rossi, 1999). Eine Problemtrance ist das „natürlicherweise" auftretende Phänomen, wenn Menschen einen Helfer aufsuchen. Die Beschäftigung mit dem Problem bewirkt eine Bewusstseinseinengung und stark auf das Problem fokussierte, alles andere ausblendende Aufmerksamkeit auf beiden Seiten. Die Problemtrance ist meist mit einem Gefühl von Ohnmacht, Schuld und Ausweglosigkeit verknüpft. Ausnahmen vom Problemverhalten können oft bereits als Modelle für Lösungen dienen. Das mobilisiert Ressourcen und schafft bei Patient und Bezugspersonen ein Gefühl von Kompetenz und Kontrolle über ihr Leben. Das Erleben von Selbstwert und Autonomie wird gestärkt. Die Aufgabe des lösungsorientierten Therapeuten ist es, den „Versuchungen" der Problemtrance zu widerstehen, indem er immer wieder neue Lösungsansätze im Verhalten der Beteiligten entdeckt und redundant versprachlicht (Lösungstrance).

e) Futur-II-Fragen

Fragen, die das Futur-II verwenden, sind besonders geeignet, die aktuelle Krise in die Biographie einzubetten und ihr dadurch den Schrecken etwas zu nehmen. Die einfachste, aber meist zu schlichte Variante lautet: „Wozu wird die Krise einmal gut gewesen sein?" Meist dürfte es nötig sein zu konkretisieren, zum Beispiel so: „Wenn Sie einmal versuchen, aus der Zukunft, sagen wir aus dem Jahr 2015, auf die jetzige Krise zu schauen: Was vermuten Sie, welchen Nutzen Ihre Depression Ihnen gebracht haben könnte?" Ihre Wirkung erzielt die Frage einesteils dadurch, dass die gegenwärtige Situation neu bewertet wird, zum anderen wird gedanklich vorweggenommen, dass die Situation überstanden ist.

f) Verwendung von Metaphern und Symbolen

Weil Sprache linear und „digital" ist und dadurch so manchen komplexen und zirkulären Zusammenhang schwer abzubilden vermag, eignen sich Sprachbilder besonders gut, um sich kurz und „analog" zu verständigen. Tom Levold sagt dazu: „Metaphern helfen uns mit ihrer Offenheit, Vielseitigkeit und relativen Unbestimmtheit, Affekte, Körperschemata ebenso wie komplexe kognitive Konzepte in Narrationen zu transformieren. Sie vermögen in gewisser Weise eine Brücke zwischen dem nichtsprachlichen Problemerleben und einer Problemerzählung zu bauen" (Levold, 2006, S. 232). Ähnliches gilt sicher für das Sprechen über Lösungen, das durch die Verwendung von Metaphern aus dem digitalen und kognitionslastigen Bereich herausgeholt und lebensnaher werden kann.

Symbole dagegen dienen der „Darstellung des Unsichtbaren mit den Mitteln des Sichtbaren"[14]; der Überschuss an Bedeutung, den sie gegenüber der reinen Bezeichnungsfunktion haben, soll in menschlicher Kollektiverfahrung wurzeln und auf Hintergründiges, Unbewusstes oder Vergessenes verweisen bzw. noch nicht aussprechbare Inhalte darstellen können. Wer mit Symbolen arbeitet, kommt nicht umhin, in der psychodynamischen Literatur nach Aufschlüsselung der Bedeutungen zu suchen. Das Konzept des Unbewussten spielt in der systemischen Therapie eine geringere Rolle als in anderen Verfahren; die Erfolge, die Therapeuten mit einer Kombination der Verfahren, etwa in Imaginationsübungen, erzielen (z. B. Reddemann, 2001; Pestalozzi, 2011), sind jedoch evident. Davon wird in Kapitel 6.2 *„Dialog mit anderen Konzepten"* noch zu reden sein.

g) Reframing

Der Technik des Reframings liegt die Annahme zu Grunde, dass jedes Verhalten in einem spezifischen Kontext Sinn macht. Es geht nur darum, den passenden Kontext herauszufinden, in dem das Verhalten sinnvoll ist.

Ein Gedankenexperiment

Stellen Sie sich einmal vor, Sie stehen an einem mit Linien umgrenzten Wiesenrechteck und sehen 23 Männern zu, die erratisch innerhalb der Begrenzung herumrennen.

[14] Silberer, H. (1911), zitiert in B. Benedetti & U. Rauchfleisch (Hrsg.). (1988). *Die Welt der Symbole.* Göttingen: Vandenhoeck & Ruprecht.

Sie denken: Diese Männer müssen verrückt sein. Vielleicht haben sie auch eine seltene neurologische Erkrankung mit viel Bewegungsdrang. Dann sehen Sie an den schmalen Seiten des Rechtecks Pfosten mit einem Netz dazwischen. Irgendwie scheinen sie das Ziel der hakenschlagenden Sprintläufe zu sein, mal auf der einen Seite, mal auf der anderen. Der 23. Mann ist ein wenig anders gekleidet und bläst gelegentlich in eine Pfeife. Nun erkennen Sie plötzlich, dass je elf der Männer ähnliche Kleidung anhaben und offensichtlich zusammengehören. Sie denken: Es scheint sich um zwei Gruppen einer seltsamen Spezies zu handeln, die sich uniformieren und sich gegenseitig anrempeln. Der 23. Mann hat Einfluss. Wahrscheinlich eine Sekte mit Sektenführer? Erst jetzt entdecken Sie den Ball, dem alle hinterherjagen ...

In therapeutischen Settings kommen Menschen zu einem Behandler, die meist einen „Indexpatienten“ dabei haben, der im Fokus der Problemschilderung steht. Durch die oben aufgeführten Fragen um das Problem herum wird der Kontext in Erfahrung gebracht. Oft weist das gezeigte Problem in diesem Kontext einen gewissen Sinn und Nutzen auf. Wenn es nun gelingt, den Kontext so zu verändern, dass das Problemverhalten nicht mehr gebraucht oder nicht mehr als Problem beschrieben wird, ist das Therapieziel erreicht. Der Begriff Reframing wird in zweifacher Bedeutung gebraucht: Er bezieht sich zunächst auf die Beschreibung des Rahmens, in dem das Verhalten Sinn ergibt, später auf die Neu-Definition des Rahmens.

Fallvignette Herr D. (2)

Herr D.s Zwang wurde zunächst als sinnvoll beschrieben: Im Rahmen des Dilemmas, in dem die Eltern standen und in das sie ihren Sohn sozusagen als „Zünglein an der Waage“ einbezogen, verhinderte der Zwang (nicht der Sohn!), dass entschieden wurde. Erst als die Eltern sich zu zweit auf ihren weiteren Lebensweg ohne den Sohn geeinigt hatten, konnte der Zwang fast vollständig wegbleiben.

Aber auch hier ist ein Caveat angebracht: Bei schwerwiegender und langanhaltender psychopathologischer Symptomatik muss das Reframing behutsam erfolgen. Nicht allen Problemen lassen sich auf solche Weise Sinn und Nutzen zuschreiben.

h) Externalisierung

Eine auf Michael White (White & Epston, 1992/2006) zurückgehende Methode ist die Externalisierung von Problemen, die zunächst als Teil der Person gesehen werden. Zu Grunde liegt die Annahme, dass man etwas, was außerhalb der Person liegt, besser handhaben und somit verändern kann. Zugleich wird das Problem als ernst zu nehmender Partner beschrieben, der nicht einfach „bewältigt" werden kann. Hierin steckt eine gehörige Portion Problemneutralität – das Problem ist nicht nur schlecht, sondern hat auch sein Gutes und seinen Nutzen – und Problemutilisation – das Problem wird als Freund und Helfer eingesetzt, der einspringt, wenn eine Situation verfahren ist.

Folgende Auflistung von möglichen Fragen verdeutlicht den Ansatz:

Fragen zum Einfluss des Problems auf die Betroffenen und deren Beziehungen:

- Welchen Einfluss hat das Problem auf Sie?
- Woran hindert Sie das Problem?
- Welche Gefühle löst das Problem aus?
- Welche Einschränkungen erlegt das Problem den Betroffenen auf?
- Welche Beziehungen werden durch das Problem auf welche Weise verändert?
- Wie wirkt das Problem auf das Zusammenleben und das Leben überhaupt?

Fragen zum Einfluss der Betroffenen auf das Problem und die eigene Beziehung zum Problem:

- In welchen neuen Situationen hatte das Problem keine Macht mehr?
- Wo konnte der Herausforderung durch das Problem getrotzt werden?
- Wie erklären Sie sich, dass Ihnen das gelungen ist? Was haben Sie dabei Neues über sich selbst gelernt, über Fähigkeiten und Qualitäten, von denen Sie nicht wussten, dass es sie gibt?
- Wer von all den Menschen, die Sie im Verlauf Ihres Lebens kennen gelernt haben, wäre am wenigsten erstaunt, dass Ihnen das gelungen ist? Welche Geschichte würde uns derjenige über Sie erzählen?

Fragen, die neue Geschichten provozieren:

- In welchen neuen Geschichten wurde der Einfluss des Betroffenen auf das Problem gestärkt?
- Auf welche Weise geschah dies?

Weitere Methoden zur Externalisierung:

- Dem Problem wird ein Name gegeben: der Chaot, der Zwang, die schwarze Dame Depression, ... Dieser Name kann sich im Laufe der Zeit verändern.
- Dem Problem werden Briefe geschrieben: Einladungen, Entlassungen, Vorhersagen, Referenzschreiben, Protokolle von Sitzungen etc.
- Mit dem Problem wird ein Vertrag geschlossen.

Die Methode hat sich bei Jugendlichen gut bewährt. Die Verhandlungen mit dem Problem machen geradezu Spaß und lassen die Arbeit spielerisch werden.

Fallvignette: Herr D. (3)
Verhandlungen mit dem Zwang

Für Herrn D. war der Zwang eine Frau, „die Zwänglerin", die meistens hinter ihm stand. Im Verlauf der Therapie gelang es ihm immer besser, sie gelegentlich wegzuschicken. In einer mittleren Phase hatte er einen Vertrag mit ihr, dass er nur an geraden Tagen kontrollieren musste, an ungeraden dagegen „frei hatte". Am Schluss schickte er sie sogar in einen längeren Urlaub, während dessen auch er frei hatte. Wenn das Gespräch auf die Zwänglerin kam und es ums Verhandeln ging, bekam Herr D. verschmitzte Züge und erfand die raffiniertesten Winkelzüge, um frei zu bekommen.

i) Der innere Verein

Die Methode der Externalisierung lässt sich ausweiten auf mehrere innere Anteile oder Stimmen, die miteinander ins Gespräch gebracht werden. Schwartz (2007) spricht von der inneren Familie, Schulz von Thun (1998) vom inneren Team. Bewährt hat sich auch die Darstellung der inneren Anteile als Verein, deren Vereinspräsident am Schluss das letzte Wort spricht und entscheidet. Die inneren Anteile („Vereinsmitglieder") werden zu Anfang mit Namen versehen und mit Argumenten pro und contra auf das Problem hin ausstaffiert. Der „Präsident" hört zunächst vor allem zu, bevor er dann entscheidet. In der Einzeltherapie stehen mehrere Stühle für die „Vereinsmitglieder", der Klient nimmt der Reihe nach auf den Stühlen Platz und vertritt die Argumente. In Gruppen können die „Vereinsmitglieder" von den Gruppenmitgliedern gespielt werden; der Klient ist Zuschauer oder er übernimmt die Rolle des „Vereinspräsidenten".

Beispiel: Eine Gruppensitzung auf der Drogenentzugsstation

Marc (24) berichtet von seiner Ambivalenz zum Thema Drogenkonsum. Der Therapeut schlägt vor, dazu den inneren Verein anzuhören. Die anderen sechs Gruppenmitglieder bekommen nun von Marc sechs verschiedene Stimmen vorgestellt, die teilweise zum Ergebnis kommen: „Ja, jetzt konsumieren!", teilweise aber warnen: „Nein, lass es sein!" Hinter diesen Positionen identifiziert Marc verschiedene Motive: Die Ja-Stimmen gehören zu den drei Motiven „mit den Kumpels abhängen", „geiles

Gefühl erleben“ und „den Alltag vergessen“. Die Nein-Stimmen werden von den Motiven „mit der Freundin zusammen sein“, „eine Ausbildung machen“ und „klar im Kopf bleiben“ gespeist. Die sechs Anderen bilden nun eine Diskussionsrunde und debattieren. Marc steht außerhalb der Runde und schaut zu. Als der Gruppe die Argumente ausgehen, tritt Marc als Vereinspräsident in die Runde und spricht ein Machtwort: Es sollen keine Drogen mehr konsumiert werden, weil die Argumente der Nein-Stimmen besser sind. Die Therapeutin kann hier ganz neutral bleiben, ja sogar fragen, was denn dafür spräche, die anderen Stimmen „gewinnen“ zu lassen.

In den Begriffen der psychodynamischen Verfahren gesprochen, ist die Methode zur Ich-Stärkung geeignet. Das Ich übernimmt die Regie über verschiedene (vor-) bewusste Es- und Über-Ich-Impulse.

j) Settinggestaltung als Intervention

Wie in keinem anderen Verfahren ist in der systemischen Therapie das Setting variabel: Die Zahl der Anwesenden, der Abstand zwischen den Sitzungen und die Dauer der Sitzungen stehen laufend zur Disposition. Die Settinggestaltung hat Bedeutung für die Teilnehmenden (und die Abwesenden) und kann selbst bereits als Intervention eingesetzt werden. Eine Übersicht über die Settinggestaltung als Intervention in der Kinder-Therapie geben Schmitt und Weckenmann (2009) und Weckenmann und Schmitt (2009). In grober Verallgemeinerung und Vereinfachung geht es darum, die Zusammenkünfte zwischen Therapeuten und Klienten personell, räumlich und zeitlich zu gestalten.

Folgende Fragestellungen können Ausgangspunkte für die Settinggestaltung sein:

- Wie viel eigenständige Entwicklung soll/kann einer einzelnen Person, z. B. einem Kind oder einer trennungswilligen Frau, zugestanden werden? Und wie kann sich das im Setting abbilden?
- Wie transparent soll ein Thema für die Familienmitglieder sein, z. B. der Streit der Eltern für ihre Kinder?
- Wie viel Raum soll Themen gegeben werden, die nicht transparent oder unbedingt geheim gehalten werden sollen?
- Wer soll durch die Therapie befähigt werden, wenn z. B. ein aufsässiger Jugendlicher seine Eltern in Schach hält? Eher die Eltern oder eher der Jugendliche?

In der Feinplanung des Settings kommen folgende Fragen hinzu:

- Wer lädt ein?

- Wer wird zuerst gefragt?
- Wie wird Neutralität hergestellt?
- Welche Themen werden besprochen/welche nicht?

k) Umgang mit Rückfällen

„Man kann nicht zweimal in denselben Fluss steigen“ – dieser Heraklit zugeschriebene Aphorismus passt gut zum Umgang mit Rückfällen, wie er in der systemischen Therapie gepflegt wird. Mit dem Begriff Rückfall verbindet sich die Konnotation: zurück in alte Muster und Verhaltensweisen. Dabei ist jeder Rückfall anders und kann deshalb auch (und besser) als Vor- oder Zwischenfall bezeichnet werden. Zwischenfall bedeutet eher: kleiner Ausflug in die Sucht. Vorfall kann verwendet werden für: ein Test neuer Muster, wenn auch noch im Bereich des süchtigen Verhaltens.

Schmidt (1996) beschreibt eine Vielzahl von kreativen Möglichkeiten, über Rückfälle zu sprechen. In Anknüpfung an den Abschnitt zur Problemtrance sei hier zusammenfassend gesagt, dass bereits in der Sprache sich Lösungsorientierung ausdrücken kann. Von einer „Ehrenrunde“ zu sprechen, impliziert mehr Eigenverantwortung und Optimismus, als von einem „Rückfall“ zu sprechen. Auch hier geht es um die Externalisierung und die Utilisation des (wiederholten) Problemverhaltens: „Wozu kann es gut sein, dass Sie sich die Sucht wieder einmal zu sich nach Hause eingeladen haben?“

l) Reflecting Team

Die systemische Therapie wurde früher von Experten wie Laien häufig mit der Einwegscheibe in Verbindung gebracht. Die Mailänder Gruppe um Mara Selvini Palazzoli etwa arbeitete in aller Regel mit zwei Therapeuten im Therapieraum und einem Team hinter der Einwegscheibe. Die Familiensitzungen wurden nach etwa einer Dreiviertelstunde unterbrochen, um das Team hinter der Scheibe zu konsultieren. Ziel war es, einen Freiraum für die Entwicklung vielfältiger Perspektiven, Ideen und Lösungsmöglichkeiten zu schaffen und zu nutzen. Mit dem Ergebnis gingen die Therapeutinnen zurück zur Familie und schlossen die Sitzung – meist mit einer eindrücklichen und machtvollen Schlussintervention – ab.

Tom Andersen (1990) dagegen holte das reflektierende Team hinter der Einwegscheibe hervor und machte den Prozess des Reflektierens transparent. Hiermit wurde die Integrität der Klienten besser gewahrt und das Annehmen der Ideen erleichtert.

Bei Verwendung der Methode des Reflecting Teams begeben sich Ratsuchende, Therapeuten und Beobachtende in einen gemeinsamen Prozess von abwechselnd gerichteter und ungerichteter Kommunikation. Die Mitglieder des beobachtenden Teams nehmen eine reflektierende Position ein. Sie verfolgen z. B. das

Beratungsgespräch (gerichtete Kommunikation) zwischen einem Therapeuten und einer ratsuchenden Familie, ohne sich aktiv am Gespräch, dem *äußeren* Dialog, zu beteiligen; während des Zuhörens sind sie nur im *inneren* Dialog mit sich selbst. Nach einer gewissen Zeit werden die Positionen gewechselt. Die Mitglieder des Reflecting Teams denken jetzt laut über den von ihnen beobachteten Gesprächsprozess nach (ungerichtete Kommunikation). Sie führen einen „Metalog", also ein Gespräch über das Gespräch. Es sollte genügend Pausen aufweisen, denn zum *äußeren* tritt hier der *innere* Dialog hinzu – die Sprechenden betrachten innerlich den Verlauf des äußeren Gesprächs. Das vorher beobachtete System hört nun seinerseits zu.

Die Klienten erfahren dadurch, was die Fachleute über sie denken, und können deren gedanklichen Prozess verfolgen. In den Worten des symbolischen Interaktionismus gesprochen, bekommen sie zurückgespiegelt, was sie an „Erwartungs-Erwartungen" – das, was sie dachten, was andere von ihnen erwarten – hatten. Zudem hören sie neue Ideen über sich selbst.

Die Trennung zwischen der am Gespräch beteiligten und der zuhörenden, reflektierenden Position ist eine Kernidee des „Reflektierenden Teams". Wer zuhört, nimmt nur am inneren Dialog teil und hat dadurch die Möglichkeit, die Reflexionen der anderen mit Abstand zu erleben. Der Zuhörende befindet sich in einer weniger fordernden Situation.

Diese Position des Überdenkens und Erwägens von neuen Aspekten, ohne dafür direkt Rede und Antwort stehen zu müssen, erweitert für Ratsuchende die Möglichkeiten, „neue Ideen des Wahrnehmens, Erkennens und Handelns" (Andersen, 1990) – und damit Veränderung – zuzulassen.

Die Unterschiede, die gemacht werden, dürfen nicht zu ungewöhnlich sein, sondern sollten für den Klienten anschlussfähig sein. Andersen spricht hier von „angemessen ungewöhnlich". Diese Überlegungen basieren auf der Überzeugung,

> dass jeder Mensch zu einem bestimmten Zeitpunkt nur der Mensch sein kann, der er/sie ist. Das bedeutet, dass er/sie einer bestimmten Situation nur mit einer der Reaktionsweisen begegnen kann, die er/sie in seinem/ihrem Repertoire hat. Dieses Repertoire kann allerdings im Laufe der Zeit verändert werden, indem alte Wege verblassen und neue entstehen. … Wenn Menschen dem Gewohnten ausgesetzt werden, bleiben sie meist dieselben. Wenn sie aber etwas Ungewöhnlichem begegnen, könnte dieses Ungewöhnliche eine Veränderung auslösen. Wenn nun das Neue, auf das sie treffen, sehr (zu) ungewöhnlich ist, verschließen sie sich, um davon nicht inspiriert zu werden. (ebd., S. 35)

Es ist also wichtig, mit den entsprechenden Formulierungen dem Klienten zu helfen, eine Änderung einzuleiten und zugleich seine Integrität zu wahren.

C. Auf die Zukunft gerichtete Varianten, Methoden und Werkzeuge

Getreu den Imperativen

- „Willst Du erkennen, so lerne zu handeln!" und
- „Handle stets so, dass die Anzahl der Wahlmöglichkeiten größer wird!" (von Foerster, 1973)[15]

sind vor allem die Methoden wirksam, die durch neuartiges Handeln neues Erleben und vertieftes Verstehen ermöglichen. Deshalb werden im Folgenden Methoden vorgestellt, die durch Handeln oder gedankliches Probehandeln in der Therapie- oder Beratungssituation zukünftige Handlungsmöglichkeiten im Leben erschließen. Die eher auf Kognitionen ausgerichteten Fragen, die in die Zukunft weisen, z. B. die Möglichkeitsfragen, wurden bereits im Abschnitt zum systemischen Fragen behandelt.

Auf die Zukunft gerichtete Methoden und Werkzeuge können zum Teil der Methodik der Erwachsenenbildung und der Moderation entliehen werden. Szenariotechniken und Zukunftsbilder beispielsweise eignen sich auch in einer Paarberatung für die Einigung der Partner, wenn es um die Frage geht, wie das Zusammenleben in zehn Jahren aussehen soll. Open Space und SWOT-Analysen (SWOT: strengths, weaknesses, opportunities, threats) können passende Methoden sein, um in einer Organisations- oder Teamentwicklung den Weg in die Zukunft vorzudenken.

Hier sollen Varianten und Methoden ausführlicher dargestellt werden, die auf besonders typische Art und Weise systemisches Denken aufgreifen und nutzbar machen: die Therapie des „Als Ob", die Skulpturenarbeit, die Zeitlinie und die Gestaltung von Ritualen.

m) Variante: Therapie des „Als-ob"

Eine Variante der systemischen Therapie, die Therapie des „Als-ob" (Watzlawick, 1998)[16], macht sich den zweitgenannten Imperativ besonders zu eigen. Ein ungewöhnlicher und ungewohnter Gedanke, oder auch eine Fiktion, ermöglicht neue Handlungsweisen. Die Patienten werden angehalten, sich in ihrer Problemsituation so zu verhalten, als ob etwas der Fall sei, was anscheinend nicht der Fall ist.

---

[15] Foerster, H. von (1973). Über das Konstruieren von Wirklichkeiten. In H. von Foerster, *Wissen und Gewissen: Versuch einer Brücke* (S. 25–49), hrsg. von S. J. Schmidt. Frankfurt a. M.: Suhrkamp.

[16] Watzlawick, P. (1998). *Die Therapie des „Als-ob"*. Workshop auf CD, Art.-Nr. 690C, Auditorium Netzwerk.

Oder in scheinbar unlösbaren Problemkonstellationen werden Patienten angehalten, sich so zu verhalten, als ob bestimmte Lösungsvoraussetzungen vorhanden seien.

An einer Geschichte lässt sich das Prinzip verdeutlichen:

Die Geschichte vom 18. Kamel

Ein Mullah ritt auf seinem Kamel nach Medina; unterwegs sah er eine Herde von Kamelen; daneben standen drei junge Männer, die offenbar sehr traurig waren.

„Was ist euch geschehen, Freunde?", fragte er, und der älteste antwortete: „Unser Vater ist gestorben." „Allah möge ihn segnen. Das tut mir leid für euch. Aber er hat euch doch sicherlich etwas hinterlassen?"

„Ja", antwortete der junge Mann, „diese siebzehn Kamele. Das ist alles, was er hatte."

„Dann seid doch fröhlich! Was bedrückt euch denn noch?"

„Es ist nämlich so", fuhr der älteste Bruder fort, „sein letzte Wille war, dass ich die Hälfte seines Besitzes bekomme, mein jüngerer Bruder ein Drittel und der jüngste ein Neuntel. Wir haben schon alles versucht, um die Kamele aufzuteilen, aber es geht einfach nicht."

„Ist das alles, was euch bekümmert, meine Freunde?", fragte der Mullah. „Nun, dann nehmt für einen Augenblick mein Kamel, und lasst uns sehen, was passiert."

Von den achtzehn Kamelen bekam jetzt der älteste Bruder die Hälfte, also neun Kamele; neun blieben übrig. Der mittlere Bruder bekam ein Drittel der achtzehn Kamele, also sechs, jetzt waren noch drei übrig. Und weil der jüngste Bruder ein Neuntel der Kamele bekommen sollte, also zwei, blieb ein Kamel übrig. Es war das Kamel des Mullah; er stieg wieder auf und ritt weiter und winkte den glücklichen Brüdern zum Abschied lachend zu (ebd., S. 9)[17].

Zu dieser Geschichte sagte Heinz von Foerster: „So wie das achtzehnte Kamel, so braucht man Wirklichkeit als eine Krücke, die man wegwirft, wenn man sich über alles klar ist."

Watzlawick bezieht sich auf die Philosophie des „Als Ob" von Hans Vaihinger (1852–1933). Die Ausgangsfrage seiner Philosophie des „Als Ob"[18] lautet: „Wieso erreichen wir oft Richtiges mit bewusst falschen Annahmen?" Vaihinger schreibt dazu:

---

[17] Segal, L. (1988). *Das 18. Kamel oder die Welt als Erfindung.* München: Piper.

[18] Vaihinger, H. (1911). *Die Philosophie des Als Ob. System der theoretischen, praktischen und religiösen Fiktionen der Menschheit auf Grund eines idealistischen Positivismus. Mit einem Anhang über Kant und Nietzsche.* Berlin: Verlag von Reuther & Reichard.

> Das menschliche Vorstellungsgebilde der Welt ist ein ungeheures Gewebe von Fiktionen voll logischer Widersprüche, d. h. von wissenschaftlichen Erdichtungen zu praktischen Zwecken bzw. von inadäquaten, subjektiven, bildlichen Vorstellungsweisen, deren Zusammentreffen mit der Wirklichkeit von vornherein ausgeschlossen ist. (Vaihinger, 1911, S. 14)

Im Bereich der Rechtspsychologie und Psychotherapie sind zum Beispiel „Verantwortung" und „Wille" nützliche Fiktionen. Wir geben ihnen Bedeutung, „als ob" sie wahr seien. Nützliche Fiktionen erhalten ihre Legitimation durch den lebenspraktischen Zweck und sind in vielen Bereichen sozialen Zusammenlebens unentbehrlich. Wie wäre etwa die strafrechtliche Ahndung eines Verbrechens möglich, wenn wir nicht annähmen, dass Menschen verantwortlich handeln? Wo kämen wir hin, wenn wir das Konzept eines „freien Willens" aufgeben würden, so wie es von manchen Hirnforschern in der letzten Zeit vorgeschlagen wurde?

n) Skulpturenarbeit

Hierbei werden Beziehungen zwischen Menschen in räumlicher Metaphorik dargestellt. Ausdrücke wie „Du stehst mir nahe", „er hat sich von mir abgewendet", „meine Geschwister haben sich gegen unsere Eltern gestellt" sind Belege dafür, dass räumliche Metaphern im Sprachgebrauch häufig verwendet werden, um Beziehungen zu kennzeichnen.

In der Skulpturenarbeit werden in aller Regel zwei Bilder aufgestellt: ein Bild für den aktuellen, problematischen Zustand des dargestellten Systems (aus Sicht dessen, der die Skulptur aufstellt) und ein Bild für einen Zustand, der besser wäre.

Folgende Annahmen (Ebbecke-Nohlen, 2009) liegen der Skulpturenarbeit zu Grunde:

- Bewegung bringt Bewegung
- Innere Wirklichkeitskonstruktionen sind darstellbar
- Einzelne Elemente eines Systems und das Gesamtbild eines Systems sind durch ProtagonistInnen reproduzierbar
- Wahrnehmungen sind durch ProtagonistInnen rekonstruierbar
- Wahrnehmungen stehen in Zusammenhang mit der Position in Bezug auf andere in einem definierten Raum
- Beziehungsstrukturen und Funktionen einzelner Positionen sind visualisierbar
- Status quo und Lösungsmöglichkeiten sind sichtbar und begreifbar
- Probehandeln schafft Handlungsoptionen

Wie wirkt Skulpturenarbeit? Wer selbst schon in Skulpturen mitgewirkt hat, hat wahrscheinlich mit Erstaunen festgestellt, wie stark die emotionalen Reaktionen auf die räumlichen Anordnungen sein können: Wer mit dem Gesicht in die Ecke schauend weit von allen anderen aufgestellt wird, fühlt sich einsam; wer zu nah zu jemand anderem hingestellt wird, fühlt sich unbehaglich und bedrängt; wer in sozial erträglichem Abstand mit anderen zusammensteht, fühlt sich in der Gemeinschaft gut aufgehoben; usw. Die Lösungsbilder sehen denn auch oft so aus, dass alle Beteiligten in regelmäßigeren Abständen als im ersten Bild aufgestellt werden. Was daraus dann für die konkreten Handlungen im „Realraum" folgt, muss meist gut übersetzt werden. Hierzu dienen wiederum systemische, in die Zukunft gerichtete Fragen. („Wer könnte Ihnen die Erlaubnis geben, sich aus der engen Bindung an Kollegin X zu entfernen?")

Eine Variante der Skulpturenarbeit bezieht Krankheiten, z. B. „die Depression", mit Hilfe eines Symbols oder einer Person als Vertreterin in die Bilder mit ein. Hier wirkt wiederum die Externalisierung in dem Sinne, dass die Krankheit handhabbarer erscheint, wenn sie deutlich außerhalb der eigenen Person gesehen wird.

Wenn in Therapiesitzungen das „Personal" fehlt, um Skulpturen zu bilden, kann man sich behelfen:

- mit Stühlen an Stelle der Personen (hier sind auch Rollenwechsel möglich)
- mit einem Familienbrett
- mit Gummitieren oder anderen Symbolen

Beispiel „Der Verein"

Eine Klientin berichtet im Einzelgespräch von schlaflosen Nächten, weil sie unentwegt über die Probleme in einem ihr sehr wichtigen Verein nachgrübelt. Der Verein wurde zehn Jahre zuvor von sechs befreundeten Paaren gegründet, um ein sehr schön gelegenes, aber heruntergekommenes großes Haus im Voralpenland zu kaufen und als Feriendomizil herzurichten. Das Haus wird von den Vereinsmitgliedern häufig selbst genutzt, gelegentlich aber auch vermietet. Von jedem Paar ist eine Person im Vorstand des Vereins, der aber ansonsten kaum eine Binnendifferenzierung oder eine definierte Funktion aufweist. Mittlerweile sind die Diskussionen so zeitaufwändig und heftig geworden, dass sich mehr als die Hälfte der Mitglieder, darunter auch die Klientin, am liebsten zurückziehen würden. Niemand hat das bisher aber wirklich getan, da bei allen das Gefühl, dem Projekt und den anderen Mitgliedern verpflichtet zu sein, sehr groß ist. Auf dem Familienbrett wird zunächst die aktuelle Situation in den monatlich stattfindenden Vereinssitzungen dargestellt: Eine Untergruppe von fünf Personen (repräsentiert durch fünf Holzfiguren, die eng beieinanderstehen) diskutiert bis tief in die Nacht, dabei geht es aber nur zu etwa 30 % um das Haus; der Rest der Zeit ist politischen und weltanschaulichen Diskussionen gewidmet. Die anderen sieben Personen sind teils passiv und still (die Holzfiguren stehen am Rand des Bretts), teils aus dem Hintergrund stichelnd und mit den Diskutanten heimlich konkurrierend (die Holzfiguren stehen nicht weit hinter der zentralen Gruppe). Das Lösungsbild der Klientin sieht ganz anders aus: Die diskutierende Gruppe wird aus der Mitte des Bretts etwas in Richtung Rand verschoben, und von den anderen sieben Figuren werden fünf als neue Gruppe in die andere Hälfte des Bretts gestellt; zwei Figuren lassen sich noch nicht eindeutig der einen oder der anderen Gruppe zuordnen. Nun fragt die Therapeutin, wie die Klientin zu dieser neuen Gruppierung gelangen könne. Schließlich erscheinen ihr zwei Varianten als möglich: 1. Die Gruppe, die so gerne und viel diskutiert, bildet den Vorstand und hält Sitzungen ohne die Anderen ab, 2. Die Vereinssitzungen werden unterteilt in 30 % gemeinsame Diskussion und 70 % restliche Zeit, in der ein Teil sich bei Rotwein die Köpfe heiß diskutieren, der andere Teil auf der Terrasse die Sterne angucken und schweigen kann.

Bei dieser Art der räumlichen Darstellung von Beziehungen entfällt, dass Protagonisten die Positionen einnehmen und ihre Gefühle schildern. Das kann als Vor- oder als Nachteil gesehen werden. Wie oben erwähnt, ist es ein wenig stereotyp, aber dennoch nicht uninteressant, welche Gefühle in welchen Positionen wahrgenommen werden.

An dieser Stelle ist ein kurzer Seitenblick zur Praxis der Familienaufstellungen angebracht. Nach langjähriger Aufgeschlossenheit für diese Praxis und ihren Hauptprotagonisten Bert Hellinger haben sich die Deutsche Gesellschaft für Systemische Therapie und Familientherapie (DGSF)[19] und die Systemische Gesellschaft (SG)[20] 2003 bzw. 2004 von Bert Hellinger distanziert. Dies wurde nötig, nachdem Hellinger immer stärker den Habitus eines Allwissenden angenommen hatte und Hilfe suchenden Menschen mit autoritärem, patriarchalischem und zuletzt sogar nahezu faschistoidem Gedankengut zusetzte. Es ist nicht mit therapeutischer Sorgfaltspflicht zu vereinbaren, Menschen in schweren Krisen in einmaligen Massenveranstaltungen normative Sätze sagen und demütigende Rituale vollziehen zu lassen. Andere Familien- und Organisationsaufsteller gehen mit weit größerer Sorgfalt vor und haben die Kritik an Hellinger aufgegriffen und reflektiert (z. B. Weber, Schmidt & Simon, 2005).

[19] http://www.dgsf.org/themen/berufspolitik/hellinger.htm [16.05.2012]

[20] http://www.systemische-gesellschaft.de/presse.php?y=2&mod=single&pfi_id=24 [16.05.2012]

o) Zeitlinie

Eine Methode, die nicht nur Wechsel der Perspektive zwischen Personen, sondern auch Wechsel der zeitlichen Perspektive auf ein Problem ermöglicht, ist die Zeit- oder auch Lebenslinie („life line"). Die folgende Liste gibt Hinweise für die Durchführung und auf verschiedene Möglichkeiten und Fragestellungen:

- Die Zeit/das Leben als Linie darstellen (Seil, Kreidelinie auf dem Boden)
- Abschnitt definieren lassen: ganzes Leben?, wie weit in die Zukunft?, ...
- Anker setzen (Karten, Gegenstände) für wichtige Ereignisse, Wendepunkte und Phasen; eine Landschaft entstehen lassen
- Sich in der Landschaft bewegen; Gefühle und Gedanken erforschen
- Perspektive wechseln: vor allem „aus der Zukunft in die Gegenwart schauen" (Futur II) und „aus der Gegenwart in die Zukunft schauen" (Vision); wie wird es sein, wenn das Problem gelöst ist?
- Außenperspektive einnehmen
- Nach den Wurzeln suchen; Erinnerungen zurücklassen
- Ressourcen suchen; Hindernisse spielerisch überwinden
- Verschiedene Wege durchspielen; Entscheidungen treffen; einzelne Schritte planen

Fallvignette: Familie M. – das Paar und die erwachsenen Zwillinge

Familie M. kommt mit dem Anliegen, weniger zu streiten. Frau M., die die telefonische Anmeldung macht, bezeichnet ihre Töchter als „heftig". Im ersten Gespräch wird deutlich, dass Vater und Töchter eng zusammenhalten, viel Sport zusammen treiben und sich meistens einig sind. Die Mutter ist, auch wegen ihrer leichten körperlichen Behinderung durch eine Schulterluxation, oft außen vor und fühlt sich im Stich gelassen, vor allem von ihrem Mann. Wenn alle vier zusammen sind, was trotz des Alters der Töchter – um die 30 – sehr oft vorkommt, gibt es meistens heftigen Streit. Ziel der Familientherapie ist es, die Streitigkeiten seltener werden zu lassen.

Nachdem die Auseinandersetzungen auch in den Therapiesitzungen regelmäßig eskalieren, schlägt die Therapeutin dem Paar eine gemeinsame Zeitlinienarbeit vor; die Töchter sollen nur zuschauen. Mit zwei Seilen stellen die Eheleute ihr gesamtes Leben dar, was anfangs natürlich getrennt verlief, dann zusammenkam, seit der Pubertät der Töchter aber wieder stark auseinanderdriftet. Die Zukunft stellen sich beide so vor, dass sich ihre Lebensverläufe wieder annähern und sogar eng beieinander verlaufen. Beide formulieren deutlich, was sie für eine solche

Annäherung bräuchten: voneinander Respekt vor der jeweiligen Berufstätigkeit, von den Töchtern ein Verhalten als „Gäste“ und nicht mehr als „Kinder“. Dieser Punkt wird am Beispiel eines geplanten Urlaubs konkretisiert. Im vom Elternpaar gemieteten Ferienhaus werden die beiden das „Hausrecht“ ausüben, die Töchter werden tageweise eingeladen und benehmen sich wie Gäste.

p) Gestaltung von Ritualen

Der Begriff des Rituals wird viel gebraucht; jede lieb gewonnene Gewohnheit wird gerne durch die Bezeichnung als Ritual in ihrem Wert gesteigert. Wir wollen den Begriff an dieser Stelle in einem engeren Sinne verwenden, indem wir uns auf eine Funktion des Rituals beschränken, die darin besteht, an kritischen Lebensübergängen einen Orientierungsrahmen bereitzuhalten und steckengebliebene Prozesse (im Leben und/oder in der Therapie) wieder in Gang zu bringen.

Nach van Gennep (1986, zitiert in Welter-Enderlin, 2002) verläuft ein Übergangsritual in drei Stufen:

1. Trennung vom Bisherigen bzw. Alltäglichen: Dafür muss ein Rahmen markiert werden, der das Ereignis des Übergangs vom Alltag abgrenzt. Dies geschieht, indem den Vorbereitungen für das Ritual eine eigene Zeit und ein eigener Raum gegeben werden.
2. Schwellen- oder Übergangsphase: Im eigentlichen Ritual erleben die Teilnehmenden sich in neuen Rollen und mit erweiterten, oft auch vieldeutigen Sicht- und Handlungsmöglichkeiten.
3. Wiedereingliederung in den Alltag und die Gemeinschaft: Die Erfahrungen des Ereignisses, das den Übergang nötig gemacht hat, und die Entwürfe zum Weiterleben werden in den Alltag eingebettet.

Fallbeispiel (aus Welter-Enderlin, 2002, stark gekürzt)

Eine Familie, deren ältester Sohn verschollen ist, meldet sich auf Anraten des Hausarztes ein halbes Jahr nach dem Verschwinden des 21-Jährigen. Die Meinungen in der Familie mit zwei verbleibenden Kindern (19- und 18-jährig) schwanken zwischen Hoffnung, dass der Verschollene wieder auftauchen wird, und Gewissheit, dass er sich das Leben genommen hat. Die Entwicklung der jüngeren Geschwister scheint steckengeblieben zu sein. Nach etlichen Einzel-, Paar- und Familiengesprächen in großen Abständen, die vor allem die Weiterentwicklung der beiden jüngeren Kinder zum Thema haben, wählen die Eltern schließlich mit Hilfe der Therapeutin folgenden Weg, die lähmende Suche nach Gewissheit einzustellen: Anlässlich einer kleinen Familienfeier zum 25. Geburtstag des verschwundenen Sohns halten sie mit verteilten Rollen eine Rede, in der sie ankündigen, das über Jahre hinweg für die Ausbildung des Sohnes angesparte Geld in ein Hilfsprojekt in der dritten Welt zu investieren.

Wichtigstes Bestandteil eines therapeutisch angestoßenen Rituals ist die fallspezifische, maßgeschneiderte Suche nach, später die Entwicklung von Symbolen und symbolischen Handlungen, die an die Kultur der Klienten anschließen und vielschichtige Handlungsmöglichkeiten eröffnen, die auf der emotionalen und kognitiven Ebene Bedeutung haben (Imber-Black, Roberts & Whiting, 2001). Gewarnt werden muss vor einem übereilten Angebot des Therapeuten an einen Klienten, etwa durch Verbrennen von Zetteln, auf denen alte Kränkungen geschrieben stehen, beispielsweise eine Trennung einer Paarbeziehung hinter sich zu bringen. Das Tempo der Veränderung und des Übergangs muss den Klienten und ihrem affektiven Zustand gemäß sein. Ohne ein tief gehendes Verständnis für die Biographie eines jeden, Lösungen in früheren Krisen, Bedeutungen vergangener, gegenwärtiger und zukünftiger Entwicklungen ist der Vorschlag eines Rituals technokratisch und für die Klienten befremdend.

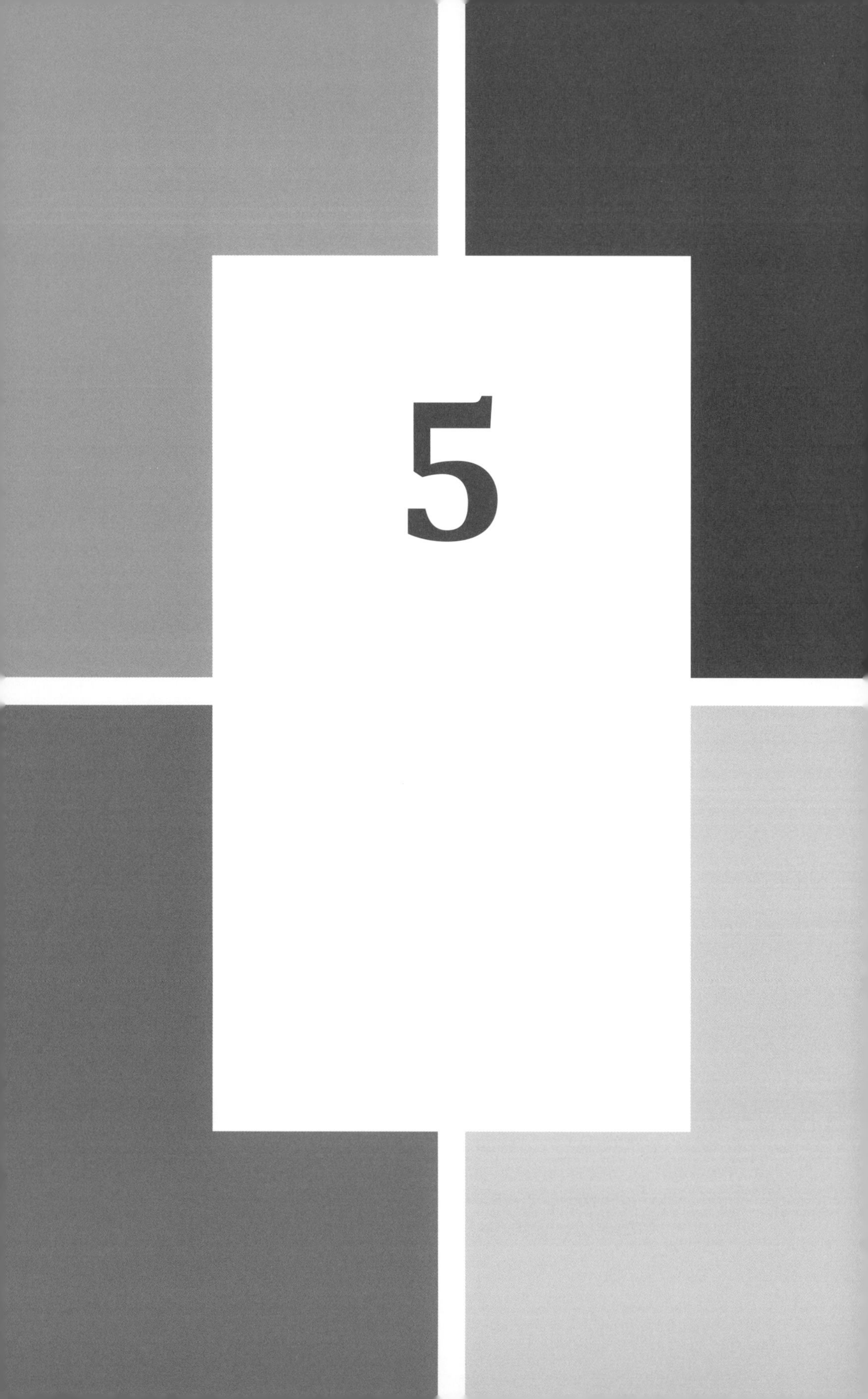
5

Ideen über die Wirkung

In Kapitel 4 wurden die wichtigsten Werkzeuge und Methoden dargestellt. Sie beruhen auf den Annahmen darüber, wie sich Menschen ändern. Es sind Methoden, die auf die Wirkung überraschender neuer Informationen und gedanklichen Probehandelns in sicherem, Angst reduzierendem Rahmen setzen.

Was aber wird systemisch über die Frage gedacht, wie sich Menschen ändern? Es sind Krisen und Kontextbedingungen, von denen angenommen wird, dass sie wirken. In einem ko-evolutiven Prozess und nur dann, wenn eine Kopplung zwischen Außen- und Innenwelt stattfindet, lernt die Person, und neues Verhalten und Erleben wird entwickelt. Dass Lernen oft sprunghaft (durch „Begreifen") statt kontinuierlich (durch „Übung") vor sich geht, wird im Folgenden zu zeigen sein.

5.1 Vorstellungen darüber, wie Menschen sich ändern (lassen)

Aus dem in Kapitel 3.2 („Sicht auf den Patienten") Gesagten folgt unmittelbar, dass sich jeder Mensch im Laufe seiner Entwicklung sowieso ändert: Änderung ist der Normalfall, Stabilität der erklärungsbedürftige Sonderfall. Jede Krise ist ein Anlass für Veränderung; Therapie wird oft gesucht, wenn Krisen Anforderungen stellen, die aus eigener Kraft nicht zu erfüllen sind. Aufgabe der Therapie wäre es dann in aller Regel nicht, Menschen zur Veränderung zu bringen, sondern die in der Krise ohnehin fällige Veränderung geschehen zu lassen, zu begleiten, zu unterstützen oder Hindernisse zu beseitigen. Mindestens drei Wissensgebiete sind in diesem Zusammenhang relevant:

1. interdisziplinäre Systemforschung – mit Konzepten von Veränderung auch durch Therapie.
2. Krisentheorien – Krisen als Auslöser von Veränderungen im Lebensverlauf.
3. Resilienz und Salutogenese – als Prozesse, die den Krisenverlauf günstig beeinflussen.

Während auf der Ebene des Verfahrens (systemische Therapie) vor allem die Annahmen über die Änderung von Systemen relevant sind, steht auf der Ebene der Therapiemethodik die Frage im Zentrum, wie durch den Therapeuten Neues ins System kommt und/oder wie die Anpassung an das Neue gefördert werden kann. Auch hierzu gibt es Wissensgebiete bzw. Konzepte, die bei der Antwort helfen:

4. Theorien des Lernens – Lernen als ständiger Anpassungsprozess.
5. Verstörung – als Mikroprozess in der Therapie, der Anpassung erfordert.

Der große Bereich der Neurowissenschaften wird an dieser Stelle fast gänzlich ausgespart und nur kurz erwähnt. Die Erkenntnisse der modernen Neurowissenschaften werden auch von der systemischen Therapie mit Interesse rezipiert (z. B. Schiepek, 2011). Schließlich ist es das Hirn, mit dem wir denken, fühlen und Handlungen initiieren, so dass die – relativ neue – Befundlage nicht verwundert, dass Therapie das Gehirn verändert. Die – wesentlich älteren – Befunde über die Einflüsse von Neuroanatomie, Neurobiologie und Genetik auf Verhalten und Erleben verwundern ebenfalls nicht. Die Ursache-Wirkungs-Beziehungen zwischen biologischem und psychosozialem Phänomenbereich sind eben auch, wie so viele Ursache-Wirkungs-Beziehungen, zirkulär.

a) Interdisziplinäre Systemforschung mit ihren Konzepten von Veränderung

Theorien komplexer, dynamischer Systeme sind in vielen wissenschaftlichen Disziplinen entwickelt worden, und ein reger Austausch hat die Theorieentwicklung sehr gefördert. In Kapitel 2.1 *„Theoretische Wurzeln und historische Einordnung“* war bereits die Rede davon, wie befruchtend die transdisziplinäre Arbeit auch für die systemische Therapie war. Hier soll nun an erster Stelle kurz erwähnt werden, welche systemtheoretischen Annahmen es zu therapeutischen Veränderungsprozessen gibt. Vertieft wird diese Frage z. B. von Günter Schiepek behandelt, der etwa in seinem Grundlagenbuch (Schiepek, 1999) und zusammen mit dem Begründer der „Synergetik“ Hermann Haken (Haken & Schiepek, 2010) einen konzisen Überblick über systemische Veränderungsmodelle gibt; darauf aufbauend zeigt Martin Rufer (Rufer, 2012) an Fallbeispielen, wie die Wirkung von Psychotherapie auf der Basis der „generischen Prinzipien“ der Synergetik zu verstehen sind. Auch Jürgen Kriz (z. B. Kriz, 1992, 1999) hat eine psychologische Systemtheorie mit den entsprechenden Veränderungsmodellen vorgestellt.

Bereits Ende des 19. Jahrhunderts postulierte die Gestalttheorie, dass das Ganze mehr (im Sinne von „qualitativ anders“) als die Summe seiner Teile sei. Dieses sogenannte „Prinzip der Übersummativität“ stellt ein wesentliches Merkmal nichtlinearer Systeme dar. Das „Ganze“ wird als Gestalt oder Verhaltensmuster verstanden, das einerseits aus den Wechselwirkungen zwischen den Elementen eines Systems resultiert, andererseits als Ordner wirkt und die Freiheitsgrade der Teile beschränkt. Die Gestaltpsychologie befasste sich ab den 1940er-Jahren mit

Ordnungen, die ohne äußere Vorgaben entstehen und manchmal qualitative Sprünge vollziehen. Angenommen wurde, dass innere Bedingungen die Gestaltbildungen beeinflussen. Der transdisziplinäre Ansatz der Synergetik befasst sich seit den 1990ern damit, wie Systeme ihre eigenen Verhaltensvorgaben erzeugen und Übergänge zwischen Ordnungszuständen vollziehen. Immer geht es dabei auch um die zirkuläre Kausalität zwischen System und Umwelt, mit gleichzeitig vorhandener Offenheit des Systems gegenüber der Umwelt, nichtlinearen Wechselwirkungen mit ihr und dennoch einer starken Eigengesetzlichkeit (Autonomie) des Systems.

Systemische Ätiologie- und Veränderungsmodelle fußen auf Annahmen zu dieser System-Umwelt-Kopplung und einer Vielzahl von denkbaren Ko-Evolutions-, Adaptations- und Integrationsformen. Im Zentrum der Änderungsmodelle von Kriz (1999) steht das Konzept des Attraktors, das aus der Chaostheorie stammt: Als Attraktor wird eine dynamische, stabile Ordnung bezeichnet, in die unterschiedliche Entwicklungslinien zusammenlaufen. Gegenüber mäßigen Störungen strebt das System immer wieder zum Attraktor. Kriz (2001/2007) spricht hier von „Selbstheilungskraft“ (2001/2007, S. 219). Eine von außen ansetzende therapeutische „Intervention“ (bescheidener: Gestaltung von Bedingungsräumen) dagegen kann nur indirekt dazu beitragen, dass das System sich gemäß seiner eigenen Struktur weiterentwickelt. Aus der Warte der Therapiepragmatik steht hier noch viel Konkretisierung an.

Die folgenden Abschnitte beleuchten die schlichte Frage „Wie kommt Neues ins System?“ oder die Frage der Kybernetik „Wie muss ein Rahmen beschaffen sein, der die Auftretenswahrscheinlichkeit eines Ordnungs-Ordnungs-Übergangs erhöht?“ Eher von der konkreten Seite her wird die Leitfrage gestellt: „Wie muss die Umwelt beschaffen sein, um Veränderungen im Klientensystem zu begünstigen?“ Zentrale Begriffe für die Veränderungen, die Therapie erreichen kann, sind „Verstörung“ und „Krise“. Veränderungen, die Therapie nur unterstützen kann, sind eher unter den Begriffen „Lernen“ und „Entwicklung“ zu subsummieren.

Es soll zunächst am Krisenkonzept der Psychiatrie gezeigt werden, wie Lebenskrisen – unter Umständen mit therapeutischer Hilfe – dazu genutzt werden können, neue Wege im Lebenslauf einzuschlagen. Dann wird am Resilienz- und am Salutogenesekonzept gezeigt, welche Faktoren in der Person und in der Familie gute Voraussetzungen für solch günstige Krisenausgänge sein könnten. Die drei Konzepte zusammengenommen sind eine gute Grundlage für die Erklärung, wie aus starken, eben „krisenhaften“ Kontextveränderungen Neues entsteht.

Das Konzept der „Verstörung“ hingegen bezieht sich eher auf Mikroprozesse in der Therapie und Beratung, die gut eingespielte Kommunikations-, Denk- und Verhaltensmuster unterbrechen sowie Lernen anregen sollen und auf diese Weise

„im Kleinen" Neues hervorbringen. Wie das praktisch aussieht, ist vor allem Gegenstand vom vorigen Kapitel 4 *„Praxis der systemischen Therapie"*.

b) Wie kommt Neues ins System? – Erstens: Veränderungen in und durch Krisen

In ihrer wegweisenden Abhandlung über den Krisenbegriff unterscheiden Reiter und Strotzka (1977) in Anlehnung an Habermas den medizinischen und den dramaturgischen Krisenbegriff. In der Medizin bezeichnet „Krise" jene Phase eines Krankheitsprozesses, in der es sich entscheidet, ob die Selbstheilungskräfte des Organismus zur Gesundung ausreichen. Dabei ist die Krise nicht von der Innenansicht dessen zu lösen, der mit ihr konfrontiert ist. Der dramaturgische oder heilsgeschichtliche Krisenbegriff dagegen meint den Wendepunkt eines schicksalhaften Prozesses, in dessen Verlauf die Identität der Beteiligten an widerstreitenden Normen zerbricht, oder aber die Beteiligten ihre Freiheit dadurch zurückgewinnen, dass sie eine neue Identität ausbilden. Der psychosoziale Krisenbegriff ist nach Ansicht der Autoren in einem Spannungsfeld zwischen diesen beiden Krisenkonzepten angesiedelt. Sie beklagen die Vielfalt der Krisendefinitionen und schlagen eine eigene vor, die die Aspekte von Krisenanlass, Disposition, Umwelt und Reaktion trennt. Dem Krisenkonzept wird sodann eine sehr wichtige integrative Funktion, die unter anderem die Einbeziehung des Milieus fordert und fördert, zugeschrieben.

Die klassischen Krisentheorien, etwa diejenige von E. H. Erikson (1966/1973), haben sich im Wesentlichen mit „normalen" Lebenskrisen im Rahmen von Entwicklungs- und Reifungsprozessen befasst. Nach Eriksons Auffassung trägt die Überwindung einer Krise zur Reifung bei, das Scheitern dagegen kann zu Krankheit führen. Cullberg (1978) unterscheidet zwischen „normativen" oder „Lebensveränderungskrisen", ausgelöst durch Verlassen des Elternhauses, Heirat, Geburt von Kindern, Umzug oder Ähnliches, und „traumatischen Krisen", hervorgerufen durch unvorhersehbare plötzliche Ereignisse wie Todesfälle, Unfälle, Stellenverlust, schwere Krankheit, Trennung oder Vergleichbares.

Bei der Verarbeitung von Krisen kommt es ganz besonders darauf an, dass der Weg in eine wie auch immer geartete Chronifizierung der anfangs noch „normalen" psychischen Reaktionsmuster vermieden wird und stattdessen eine Neuorientierung stattfindet. Ab wann eine Krise zu einer Krankheit wird – darüber lässt sich trefflich streiten. Die in der Psychiatrie verwendeten Krisentheorien und daraus abgeleiteten Interventionstechniken grenzen die „Krise" zeitlich auf umschriebene Ereignisse von wenigen Tagen bis Wochen Dauer ein, beziehen sich also nicht auf länger dauernde Probleme und kritische Lebensphasen. Diese Unterscheidung ist nach Ciompi (2000) von einiger Bedeutung, da bei Krisen in diesem Sinne chaostheoretische Überlegungen am Platze seien und die Chance bestehe, mit „kurzen gezielten Maßnahmen im rechten Moment – im ‚Kairòs' der alten Griechen – lang anhaltende therapeutische und auch präventive Wirkungen zu erzielen" (S. 16).

Die Erscheinungsformen einer Krise sind vielfältig und individuell verschieden. Neben situativen und konstitutionellen Faktoren nimmt Ciompi (2000) auch frühkindliche Bahnungen als verantwortlich für die jeweils „gewählten" Reaktionsmuster an. Hiermit sind wir bereits sehr nah an den Konzeptualisierungen der Resilienzforschung.

Ob die Krise letztendlich für neue Weichenstellungen genutzt werden kann, kann ganz entscheidend von der Krisenintervention abhängen. Ciompi (2000) betont aber auch, dass eine scharfe Trennung zwischen rascher Hilfeleistung in der Krisenintervention und kontinuierlicher Langzeitbetreuung nicht sinnvoll ist. Seinen Argumenten folgend, ziehe auch ich die Grenzen hier nicht scharf und fasse auch Ereignisse und ihre Folgen, die länger als ein paar Wochen dauern, als Krisen auf.

Die Abgrenzung zum Krankheitsbegriff bleibt jedoch schwierig und unerlässlich. Der Begriff der Krise ist zunächst einmal weiter und unverfänglicher als der Begriff der Krankheit und sein Bedeutungsumfeld. Scharfetter (2002) schreibt dazu:

> Krise meint eine zugespitzte, angespannte, Besorgnis, oft Angst weckende Lebenssituation. Jede Krise ist eine Zeit der Unsicherheit, des Ringens um Bestand und gleichzeitige Neuorientierung. Krise ist ein Abschnitt in einem biographischen Prozess, in welchem jedoch noch nicht klar ist, in welche Richtung dieser sich entwickeln wird. Jedenfalls enthält die Krise Wandlungsmöglichkeiten ... (ebd., S. 13f.)

Im Verhältnis zum Begriff der Krankheit sei Krise ein übergeordneter Begriff. Sei der Mensch, der die Krise durchzustehen habe, in seinem Bewältigungsvermögen überfordert und im Bestehen seiner Lebensaufgaben funktionsuntüchtig, hilflos und hilfsbedürftig, erfülle er die Kriterien des Krankheitsbegriffs. Meist blieben die Krisen jedoch außerhalb dessen, was man psychotisch, also „im engeren Sinne krankhaft" (ebd., S. 14) nenne.

c) Exkurs: Resilienz und Salutogenese als günstige Einflüsse auf den Krisenverlauf

Die Begriffe Resilienz und Salutogenese und die dahinter stehenden Konzepte sind nicht leicht auseinanderzuhalten. Der Begriff Resilienz bezeichnet, ursprünglich in der Materialforschung, die Elastizität, Belastbarkeit und Widerstandsfähigkeit eines

Körpers. Später, in der Übertragung auf psychologische Fragestellungen, bekam der Begriff die Bedeutung des „Gedeihens trotz widriger Umstände" (Welter-Enderlin & Hildenbrand, 2010). Die Resilienzforschung befasst sich mit der Frage, welche Merkmale Menschen und Familien aufweisen, die trotz großer Belastung nicht zerbrechen. Damit ist Resilienz so etwas wie die (positive) Kehrseite der Vulnerabilität. Salutogenese bezeichnet, wörtlich verstanden, Prozesse der Gesundheitsentwicklung, die den pathogenetischen Prozessen entgegenstehen. De facto ist der Gegenstandsbereich der Salutogenese aber eng mit den Methoden verbunden, die zu seiner Erforschung angewandt wurden; mehr dazu weiter unten in diesem Abschnitt.

Die meisten empirischen Studien zu Resilienz, allen voran die Langzeitstudie von Emmy Werner (Werner, 1989), befassen sich mit Fragen der Entwicklungspsychologie und beziehen sich – jedenfalls zu Studienbeginn – auf Kinder und Jugendliche.

Sucht man nach *Persönlichkeitsmerkmalen,* die Resilienz begründen, wird man in der frühesten Entwicklung fündig. Temperament, Selbstwertgefühl und Selbstwirksamkeit sowie die in inneren Arbeitsmodellen verdichteten Bindungserfahrungen werden als konstitutiv angesehen (Werner, 2000). Es ist evident, dass auch diese relativ stabilen Merkmale durch Lerngeschichte und soziale Beziehungen mit geprägt sind.

Wird Resilienz noch weitergehend als Prozess aufgefasst, der an normative Entwicklungsprozesse gebunden ist, sind verschiedene weitere Komponenten zu finden (z. B. Noam & Hermann, 2002):

1. Selbst-Reflexion und Bedeutungsgebung
2. Erfolg und Sicherheit in Bildung und Beschäftigung
3. Fähigkeit, Symptome, Risiken und Probleme zu nutzen
   - zur Eigenmotivation
   - zur Reflexion
   - zur Erprobung neuer Gedanken und Verhaltensweisen
   - zur Entwicklung von Einsicht aus Traumata
4. Fähigkeit, sich in förderlichen Beziehungen zu engagieren und von Personen und Institutionen unterstützt zu werden, die aufmerksam sind und zur Entwicklung und zum Wohlbefinden beitragen.

Nur wenige Studien (zusammenfassend: Borst, 2006) haben bisher an Erwachsenen untersucht, wie Reaktionen auf psychische Krisen mit den genannten Resilienz-Faktoren zusammenhängen. So gilt es zum Beispiel bezüglich psychotischer Krisen als prognostisch ungünstig, wenn negative frühe Bindungserfahrungen, unsicherer Bindungsstil im Erwachsenenalter, negative Selbst-Bewertungen und ein sogenanntes „Versiegeln" (Vermeidung von Reflexion) der psychotischen Erfahrung aufeinandertreffen.

Basierend auf älteren Arbeiten zu Krisen und Coping in Familien erweitert Walsh (2003) schließlich das Konzept der Resilienz, die viele andere Autoren vorwiegend im Individuum lokalisieren, um die Perspektive auf Familien und deren Resilienz. Sie definiert die Resilienz von Einzelnen *und* Familien als "the capacity to rebound from adversity strengthened and more resourceful" (ebd., S. 4).

Das Verhältnis zu anderen Konzepten zeichnet sich durch Überlappungen und unscharfe Begriffsabgrenzungen aus. Die folgende Tabelle 2 stellt einen Versuch der Abgrenzung dar (aus Borst, 2006).

Gerade bei der Abgrenzung zum Begriff der Salutogenese, der auf Antonovsky (1979) zurückgeht, fällt die etwas verwirrende Wortwahl auf. Der Begriff Salutogenese verweist auf einen Prozess, verwendet aber zum Nachweis der in Frage stehenden Phänomene Querschnitts- und retrospektive Untersuchungen, während das Konzept der Resilienz eigentlich das Prozesshafte betonen will und dies auch mit prospektiven Studien nachweist, mit dem Wort aber eher eine Eigenschaft suggeriert. Je nach zeitlicher Perspektive, Quer- oder Längsschnittansatz heißt die Fragestellung: a) Was ist im *Moment* das Risiko zu erkranken? Welche Schutz-

Tabelle 2: *Abgrenzung der Konzepte (nach Borst, 2006)*

Krise:	Resilienz fokussiert auf die Reparatur
Risiko- und Schutzfaktoren:	Resilienz - erklärt die Varianz, die von den Risiko- und Schutzfaktoren nicht erklärt wird - betrachtet Prozesse, nicht Faktoren - plädiert für Investition in Familien statt Minimierung von Risiken
Coping:	Resilienz führt zu Transformation
Vulnerabilität:	resiliente Personen sind vulnerabel, aber unbesiegbar: "vulnerable, but invincible" (Werner, 1989)
Salutogenese:	Salutogenese *verhält sich zu* Pathogenese *wie* Resilienz *zu* Vulnerabilität

faktoren stehen zur Verfügung? b) Welche Prozesse sowohl in der *Biographie* als auch im *Verlauf der Krisenreaktion* sind günstig?

Im Gegensatz zu den ersten Veröffentlichungen stehen heute die sogenannten Turning points (Werner, 2006) im Fokus des Interesses: Die kritische Frage lautet, wie Menschen es schaffen, belastende Ereignisse und Stress für ihre Weiterentwicklung zu nutzen, und was ihnen dabei hilft. Ist es die Person selbst, das stützende Umfeld, gute Rollenmodelle oder gar ein Therapeut?

In den weithin bekannten Befunden von Antonovsky (1979) ist bereits vorgezeichnet, wie ein Therapeut sich nützlich machen kann, wenn er einen Patienten in einer Krise vor sich hat: Er sollte sich darum bemühen, dass dem Patienten Handhabbarkeit, Verstehbarkeit und Sinn der Ereignisse klar werden. Der dritte Aspekt, Sinn, kann jedoch leicht missverstanden werden.

Es geht nicht darum, dem bosnischen Mann, der in einem serbischen Lager gefoltert worden ist und Symptome einer posttraumatischen Belastungsstörung aufweist, den Sinn seiner Lagererlebnisse zu vermitteln; vielmehr müssen ihm andere sinnhafte Zusammenhänge wieder klarer werden, wie z. B. Sinn und Bedeutung des familiären Zusammenhalts und der gemeinsamen Flucht in ein sicheres Land.

Victor Frankls „... trotzdem Ja zum Leben sagen: Ein Psychologe erlebt das Konzentrationslager" (Frankl, 1982/2007) ist ein eindrückliches Dokument eines Versuchs, Sinnhaftigkeit des Lebens als etwas zu sehen, was über den Horror des Lagers hinausweist.

d) Wie kommt Neues ins System? – Zweitens: Veränderungen „im Kleinen" durch Verstörung und Lernen

Wenn die Krise nicht durch äußere Bedingungen hervorgebracht wird, kann es nötig sein, sie künstlich herzustellen. Das kann die Therapeutin etwa tun,

- indem sie durch ihre Fragen zu Perspektivenwechseln zwingt und dadurch für neue Information sorgt;
  Fragebeispiel: „Was könnte Ihren Mann dazu gebracht haben, Sie als depressiv zu bezeichnen und seine Urlaube allein zu verbringen?"

- indem sie einen Moment (siehe Kapitel 3.1 unter Säuglingsforschung) herstellt, der mit hoher Erregung einhergeht und Lernen ermöglicht;
  Fallvignette: Die Therapeutin fragt in einer Familiensitzung den 35-jährigen Patienten mit Schizophrenie-Diagnose: „Wer müsste Ihnen denn die Erlaubnis geben, bei den Eltern auszuziehen und eine eigene Wohnung zu nehmen – Vater oder Mutter?" Der Patient regt sich darüber sehr auf und antwortet heftig: „Niemand muss mir das erlauben. Ich kann das selbst entscheiden!" Am nächsten Tag begibt er sich auf Wohnungssuche, zwei Wochen später zieht er bei den Eltern aus.
- indem sie den Kontext so verändert oder verändern hilft, dass sich das System verändern muss.
  Fragebeispiele: „Sie sind hier zwangsweise hospitalisiert. Wie kann ich Ihnen helfen, diesen Zustand zu ändern? Was müssten Sie tun und was müsste ich tun, damit die Behörde Ihrer Entlassung zustimmt? Was könnten Sie tun, damit Sie garantiert wieder Schwierigkeiten mit der Behörde bekommen?"

In jedem dieser Beispiele sind „verstörende" Fragen gestellt worden, indem nicht die gewohnten Denkweisen erfragt wurden, sondern durch die Frage ein leicht anderer Dreh ins Denken eingeführt wurde: durch Suggerieren einer bestimmten Eigenaktivität, durch eine kleine Provokation, durch die Implikation, dass es mehrere Möglichkeiten gibt.

Die Kehrseite der Verstörung (als Aktivität der Therapeutin) ist das Lernen (als Anpassungsleistung des Klienten). Wie beides zusammenhängt, ist auch Gegenstand neurobiologischer Konzeptualisierungen, z. B. bei Maturana und Varela (1987). Lernen ist demgemäß Ausdruck und Ergebnis einer Strukturkopplung, in der die Verträglichkeit zwischen der Arbeitsweise des Organismus und des Milieus aufrechterhalten wird. Perturbation (dt.: Verstörung) ist die Zustandsveränderung in der Struktur eines Systems, die von Zuständen in dessen Umwelt ausgelöst werden. Der Wandel wird aber, obwohl vom perturbierenden Agens hervorgerufen, von der Struktur des perturbierten Systems determiniert. In praktischer Konsequenz hilft dieser letzte Gedanke dabei, die eigene Wirkung auf andere Menschen eher bescheiden zu beurteilen.

Auch Ernst von Glasersfeld (2010) stellt Überlegungen zum Verhältnis von System und Umwelt beim Lernen an. Er beschreibt drei Typen von Lernverhalten, die auf unterschiedlich ausgeprägter Reflexion und unterscheidbaren neurobiologischen Mechanismen beruhen. Die Typen treten häufig in Mischformen auf, werden aber von ihm (und auch an dieser Stelle) zunächst der Einfachheit halber getrennt dargestellt:

- Lernen durch Wiederholung funktioniert, indem Erinnertes reproduziert wird. Reflexion ist hierfür nicht nötig. Wahrscheinlich ist der neurobiologische Mechanismus hinter diesem Lern-Typus, dass Neuronen gemeinsam feuern.

- Lernen durch Imitation setzt voraus, dass etwas wahrgenommen und dann reproduziert wird. Dazu ist nötig, dass z. B. Bewegungen eines anderen Menschen in eine eigene Bewegung übersetzt werden. Neuerdings halten dafür die Spiegelneurone her. Höhere Formen der Imitation aber setzen bewusste Reflexion, wie etwa das Verstehen der Handlung und ihres Ziels, voraus und können nicht allein den Spiegelneuronen zugeschrieben werden.
- Lernen durch Begreifen beruht auf begrifflicher Konstruktion und kann auch „Verstehen“ genannt werden. Es liefert Ideen, wie Ereignisse und Situationen zustande kommen – also Erklärungen –, und ist das Ergebnis von Reflexion. Der logische Mechanismus dahinter ist weder Deduktion noch Induktion, sondern Abduktion: Man stellt eine Hypothese auf und testet dann die praktische Erfahrung induktiv. Wie so eine Hypothese aufgestellt wird? Vielleicht entspringt sie dem plötzlichen Erkennen einer Analogie. Sie ist jedenfalls eine mentale Operation und deshalb der gewohnten Analyse von Reiz-Reaktions-Mustern nicht zugänglich.

Vor allem der dritte Typ des Lernens könnte derjenige sein, der in der systemischen Therapie angeregt wird; das plötzliche Entdecken einer Analogie, die sprunghafte Hypothesenbildung, warum etwas in der Paarkommunikation schiefläuft, oder die schnelle Erkenntnis, dass man zur Problemlösung etwas Neues probieren sollte. Die Therapeutin stützt dieses Geschehen, indem sie sich mit auf den gemeinsamen Suchprozess begibt und „Noch-Nicht-Gedachtes“ und neue Hypothesen anbietet.

Große Krisen im Lebensverlauf, die Thema in der Therapie sind, und kleine Krisen, die von der Therapeutin hervorgerufen werden, gehen Hand in Hand in ihrer verändernden Wirkung. Nach einem vorübergehenden, durch die Krise ausgelösten instabilen („chaotischen“) Zustand entsteht, unterstützt von Coping und Resilienz, ein neuer Zustand von Ordnung und Homöostase. Aufgabe der Therapeutin ist es, die dialektische Beziehung von sicherer Rahmung und änderungsfördernder Provokation in hilfreicher Balance zu halten.

Eine weitere Art des Lernens ist in der Psychotherapie vielleicht noch wichtiger: Das Lernen als Erfahrung, das mehr ist als ein Lernen durch Erfahrung.

Lernen als Erfahrung lässt sich in Anlehnung an Käte Meyer-Drawe (2008), die sich auf pädagogische Kontexte bezieht, folgendermaßen zusammenfassen und auf Therapie übertragen:

- Lernen bedeutet stets das Lernen von etwas durch jemanden.
- Lernen fußt nicht lediglich auf Erfahrung, Lernen ist Erfahrung.
- Von Erfahrung sprechen wir, „wo etwas Neues, Unvorhergesehenes, ja Überraschendes zum Bewusstsein gelangt.“ Dies „... deutet (...) auf eine Bruch- oder

Rissstelle im Bewusstsein hin“ (Tengelyi, 2002, zit. in Meyer-Drawe, 2008, S. 188).

- Lernen bezeichnet eine Verwicklung mit Welt, in der wir stets riskieren, uns, die Sache sowie unsere Beziehung zum anderen umstrukturieren zu müssen.
- Lernen meint kein Kontinuum und keine Anhäufung; es ist eine Gratwanderung zwischen Konvention und Aufbruch.

Wie gelernt wird, bleibt meist im Verborgenen. Unter Lernen wird oft das Gelernte, also das Ergebnis, verstanden, von dem rückwirkend auf den Prozess geschlossen wird. Den Vollzug des Lernens auf einer Metaebene zu verstehen hieße in der Therapietheorie, ein großes Stück weiterzukommen. Bislang bleibt es, wenn man Glück hat, nur manchmal auf der Mikroebene nachvollziehbar, wie gelernt wird und wie Neues in die Welt und in die Köpfe kommt.

„So kann ich davon träumen, wie ich einmal das Gehen lernte.
Doch das hilft mir nichts. Nun kann ich gehen; gehen lernen nicht mehr.“
Walter Benjamin

5.2 Wie viel Störungsspezifität ist nötig?

Während Psychotherapieforschung, Kostenträger und Gesundheitspolitik große Hoffnungen in störungsspezifische Methoden in der Psychotherapie setzen, spielt Störungsspezifität in der systemischen Therapie bislang kaum eine Rolle. Krankheitssymptome werden eher als unglückliche Lösungsversuche und nicht als spezifische Zeichen einer Krankheit gesehen, Ideen über Krankheiten werden – wenn möglich – dekonstruiert. Die dahinter stehende Idee ist, dass ein Symptom immer mit den Interaktionen des „Symptomträgers“ mit seiner Umgebung zu tun hat und erst dann aufgegeben werden kann, wenn die Interaktionen sich ändern. Deshalb sind Gespräche mit all jenen Menschen, die an der Aufrechterhaltung eines Problems beteiligt sind, so essentiell für die systemische Therapie; es ist vor allem der Tanz um das Problem, der verändert werden soll, und nur nebenbei das Problem an sich. Nicht das Problem ist das (Haupt-)Problem, sondern die Kommunikation darüber. Die Kommunikation steht im Zentrum der therapeutischen Bemühungen.

Die Ideen über die Wirkung systemischer Therapie sind radikal, da keine direkte Beeinflussung des Problems angestrebt wird. Es ist auch nicht das Coping mit unveränderlichen, zu akzeptierenden Problemen, was im Zentrum steht – sondern das „Anders-Interagieren“ um die Probleme herum. Die Perspektivenwechsel, die durch die systemische Art des Fragens bzw. Intervenierens erreicht werden, lassen für die am Gespräch Beteiligten das Problem in einem anderen Licht erscheinen. Neue Möglichkeiten scheinen auf und werden bedacht, neues Handeln wird gedanklich und probeweise vorweggenommen.

Wie das System um das Problem herum, das sogenannte „Problemsystem", diese neuen Erfahrungen nutzt und in eine Veränderung seiner Struktur ummünzt, ist kaum vorhersagbar. Dies ist ein Grund dafür, warum sich die systemische Therapie über die längste Zeit ihrer Geschichte nicht um Störungsspezifität und zielbewusste Behebung von psychischen „Krankheiten" gekümmert hat. Dies hat in der Auseinandersetzung um die berufs- und sozialrechtliche Anerkennung als „Krankenbehandlung" dazu geführt, dass die systemische Therapie sich nur schwer an die gesellschaftlich akzeptierten Diskurse über „Gesundheit" und „Krankheit" ankoppeln konnte. In der Behandlung von Kindern und Jugendlichen jedoch ist immer anerkannt worden, dass es ohne Gespräche mit der Familie nicht geht; hier ist die systemische Therapie wesentlich etablierter als in der Behandlung Erwachsener.

Durch die Hintertür kamen und kommen störungsspezifische Ansätze aber immer wieder ins Spiel: Etwa wenn Mara Selvini Palazzoli eines ihrer Bücher mit „Die psychotischen Spiele der Familie" betitelt, oder Arnold Retzer eine Aufsatzserie mit „Therapeutische Schnittmuster" überschreibt, und vollends, wenn Arist von Schlippe und Jochen Schweitzer den zweiten Band ihres allseits beliebten Lehrbuchs mit „Das störungsspezifische Wissen" untertiteln. Unter der Prämisse des Fallverstehens in der Begegnung reicht es aber nicht, Störungswissen zu haben und in spezifische Interventionen zu übersetzen. Das Typische eines Falls und die fall- (nicht störungs-!)spezifischen Interaktionen müssen im Zentrum des Interesses stehen.

Störungsspezifische Interaktionen lassen sich zwar beobachten: Bei einer essgestörten Tochter am Mittagstisch kommt es häufig zu Aggressionen, mit halluzinierenden Söhnen wird weniger gesprochen und depressive Ehemänner werden von ihren Frauen oft im Wechsel geschont und angetrieben. Es kann aber das genaue Gegenteil der Fall sein, und die Therapeutin sollte nicht voreilig von einem Fall auf den nächsten schließen. Jedes Mal, mit jedem Klienten gilt es aufs Neue zu eruieren: „Was ist hier der Fall?" Das Wissen darüber, was es alles gibt, und die Mustererkennung bleiben im Hintergrund.

Um Anschluss an die Erfahrungen der Klienten und an Kontexte wie psychiatrische Kliniken zu bekommen, kann ein phasenweises Vorgehen sinnvoll sein: Die Aufmerksamkeitsstörung des jungen Mannes in der psychotischen Krise, die Antriebslosigkeit des ausgebrannten, depressiven Mannes oder die dementielle Entwicklung der Großmutter werden zunächst als „Faktum" anerkannt, als Problem bezeichnet und mit Hilfe des verfügbaren Störungswissens aller Beteiligten vielfältig zu erklären versucht. Und trotzdem wird gleich begonnen, anders (mit aktiven Verbformen, verflüssigend statt festschreibend, mit zirkulären Kausalitätsannahmen) darüber zu sprechen, als es die Klienten gewohnt sind. Der Fokus verschiebt sich dadurch vom „Indexpatienten" bzw. vom Problem weg zu den Interaktionen im System, und das Krankheitskonzept weicht allmählich auf.

Die oben dargelegten Gedanken sollen nun an einem Fallbeispiel erläutert werden.

Das Ehepaar N. wird von einer Kinder- und Jugendlichen-Therapeutin telefonisch bei der Familientherapeutin vorangemeldet. Der 16-jährige Sohn Florian sei wegen schulischer Schwierigkeiten und rechtsradikaler Tendenzen bei ihr in Abklärung und Behandlung. Dabei sei ihr aufgefallen, dass die Eltern ständig heftig streiten und dass das vermutlich mindestens Mit-Ursache für die Probleme des Sohnes sei. Erst mehrere Monate später, kurz vor Weihnachten, meldet sich dann Frau N. telefonisch mit dem Wunsch nach Paarberatung. Florian, der Älteste von drei Kindern, leide an Hyperaktivität; die Schwangerschaft sei erst nach Hormonbehandlung eingetreten und, ebenso wie die Geburt, schwierig gewesen. Für ihren Mann sei das die Ursache aller Probleme, sie selbst dagegen finde, ihr Mann mache in der Erziehung vieles falsch. Auch die jüngeren Kinder, den zehnjährigen Kevin und die zwölfjährige Claudia, erziehe er mit zu großer Nachgiebigkeit. Ihr Mann sei Maniker, schlafe wenig, kaufe unnütze Dinge, rede viel und widerspreche ihr dauernd. Er dagegen behaupte, sie mache vieles falsch und sei zu stur.

Im Vorgespräch schildern beide die Problematik mit Florian. Er sei wegen der schulischen Probleme während eines Jahres in einem Internat gewesen, habe in der Familie des Musiklehrers gewohnt und dort zu wenig Struktur gehabt. Seit er wieder da sei, gebe es noch mehr Streit zwischen ihnen beiden. „Wir können nicht diskutieren", sagen beide. Er werde schnell laut, sie beharre jeweils zu sehr auf ihrer Meinung. Sie seien schon einmal für einige Sitzungen bei einem Paartherapeuten gewesen, dort sei sie aber zu wenig zu Wort gekommen. Frau N. äußert Trennungsabsichten, Herr N. ist dagegen, da sie noch für einige Jahre ihrer Verantwortung als Eltern nachkommen müssten. Es werden Paargespräche vereinbart, mit der Option, später die Kinder mit einzubeziehen. Diese machen sich anscheinend große Sorgen, die Eltern könnten sich trennen.

Die Erhebung des Genogramms zu Beginn der Paargespräche verläuft relativ ruhig. Er, 54-jährig, äußert sich sehr dankbar, dass seine Frau seine Eltern daheim gepflegt hat, bis sie – zuerst der Vater, ein Jahr später die Mutter – gestorben seien. Bereits die Eltern hätten zum kleinen ererbten Hof einige Zukäufe getätigt, die er dann fortgesetzt habe, so dass er nun etliche Häuser und Grundstücke besitze. Er zeigt sich stolz auf seine Intelligenz und Bildung. Er habe einen sehr guten Abschluss als Betriebswirt gemacht, sei heute mit relativ lockeren Arbeitszeiten im öffentlichen Dienst beschäftigt, gehe einigen Nebentätigkeiten nach und habe viele gute Verbindungen. Auch sie, 48-jährig, stammt aus bäuerlichem Milieu. Der große Hof wird heute vom älteren Bruder bewirtschaftet, ihre Eltern leben ebenfalls auf dem Hof. Sie hat eine abgeschlossene Lehre als Kosmetikerin und führt einen eigenen Salon in einem der Häuser der Familie.

Hier zeigen sich weitere Konfliktthemen: Er entscheidet in allen finanziellen Fragen ganz allein, meint aber gleichzeitig, sich seiner Frau gegenüber sehr großzügig zu zeigen, während sie Mitspracherechte anmahnt. Umgekehrt entscheidet sie in Einrichtungsfragen alleine, und er fühlt sich im häuslichen Bereich an den Rand gedrängt.

Die Therapeutin vereinbart einige Kommunikationsregeln mit dem Paar, auf deren Einhaltung sie in den Paargesprächen achtet. Zu Hause gelingt die Umsetzung teilweise recht gut, manchmal auch überhaupt nicht. Bezüglich Florian wird eine gemeinsame Grundhaltung der Eltern gegenüber seinen gelegentlichen gewalttätigen Ausbrüchen gegen Mutter und Geschwister sowie gegenüber der Teilnahme an Skinhead-Treffen erarbeitet. Die Anregung, wieder mehr als Paar zu unternehmen, wird von beiden zunächst nur zögernd aufgegriffen. Gescheiterte Aktivitäten werden in den Therapiesitzungen viel ausführlicher berichtet als gelungene.

Frau N. versucht bei zwei Gelegenheiten, hinter dem Rücken ihres Mannes Koalitionen gegen ihn zu schmieden: Einmal möchte sie seinen Arbeitskollegen mit in die Therapie bringen, damit er der Therapeutin den manischen Zustand ihres Mannes bestätigt. (Die Therapeutin lehnt dies ab.) Ein anderes Mal bringt sie, weil ihr Mann kurzfristig verhindert ist, überraschend Sohn Florian zum Gespräch mit und möchte, dass er erzählt, wie gestört sein Vater ist. (Florian und die Therapeutin blocken dieses Thema ab.) Florian erweist sich in diesem Gespräch als Jugendlicher, der auf der Suche nach starken Strukturen und nach Bestätigung ist, aber durchaus empathisch über Situationen in der Familie berichtet. Er wirkt recht genervt von den ständigen Streitereien der Eltern.

Florian entwickelt sich in der folgenden Zeit recht gut, schließt die Schule ab, besteht die Lehreingangsprüfung, findet eine Lehrstelle im Tiefbau und wendet sich von den Skinheads ab. Sorgen bereitet nun noch, dass er viel kifft. Die Kommunikation der Eltern verbessert sich ein wenig, indem zumindest auf der Meta- und Reflexionsebene beide verstehen, wie die Eskalationen zustande kommen.

Die Paarberatung wird zehn Monate nach ihrem Beginn mit positiver Bilanz beendet. Dennoch ist ungewiss, ob auch die Bilanz der Beziehung letzten Endes positiv ausfällt. Zumindest haben aber beide den Vorsatz zusammenzubleiben, solange die Kinder noch im Haus sind.

Diese Fallgeschichte zeigt, dass auch ohne direkten Kontakt zum „Indexpatienten" und ohne direkte Einflussnahme auf die geschilderten Symptome eine gute Wirkung erzielt werden kann. Verändert hatte sich vor allem die Kommunikation der Eltern, und hier ganz besonders die Kommunikation über die Erziehung des Sohnes. Die Diagnose ADHS wurde nicht angetastet, aber auch nicht sehr beachtet. Ungünstig war ja vor allem, dass die Eltern ganz unterschiedliche Erklärungen für das problematische Verhalten ihres Sohnes hatten und sich in Erziehungsfragen bekämpften. Die Therapie ging aber über eine Erziehungsberatung hinaus, indem auch die Herkunft der Eltern, ihre Meinungen darüber, was ein gelingendes Familienleben ist, und die positiven Seiten der Paargeschichte zum Thema wurden.

Zusammenfassend und überblicksartig sind hier nochmals die wichtigsten Ideen darüber, wie systemische Therapie wirkt, aufgelistet:

- Bereitstellen eines Rahmens, in dem Veränderung möglich ist:
  - Angebot eines sicheren rahmenden Systems
  - affektlogische Rahmung
  - Einbezug der relevanten Systeme
- Generieren neuer Information, neuer Ideen, neuer Hypothesen zu Zusammenhängen; unter anderem durch:
  - Perspektivenwechsel, Verstehen der Anderen
  - veränderte Kommunikation über das Anlassproblem
  - Veränderung des Kontextes
  - Aktivierung bestehender Ressourcen
  - Nutzung von Krisen, so dass sich die Resilienz individuell und in der Familie erhöht
- Akzeptieren, dass es unmöglich ist, direkt und zielgerichtet zu intervenieren; denn in psychische und soziale Systeme fließt keine Information hinein, sondern diese Systeme versorgen sich immer aus der Umwelt mit Informationen, die sie gemäß ihrer eigenen Bedingungen in ihre Struktur einbauen.
- Verstehen von Wirklichkeit als sozialer Konstruktion; wir klinken uns als Therapeut in die Konstruktionen der Klienten ein.
- Darauf Fokussieren, wie die Klienten ihre Geschichten erzählen und wie diese auch anders erzählt werden könnten.

- Wissen, was es auf der Ebene der psychischen Phänomene alles gibt, und die störungsspezifische Methodik – auch aus anderen Verfahren – kennen und bei Bedarf zusätzlich einsetzen.

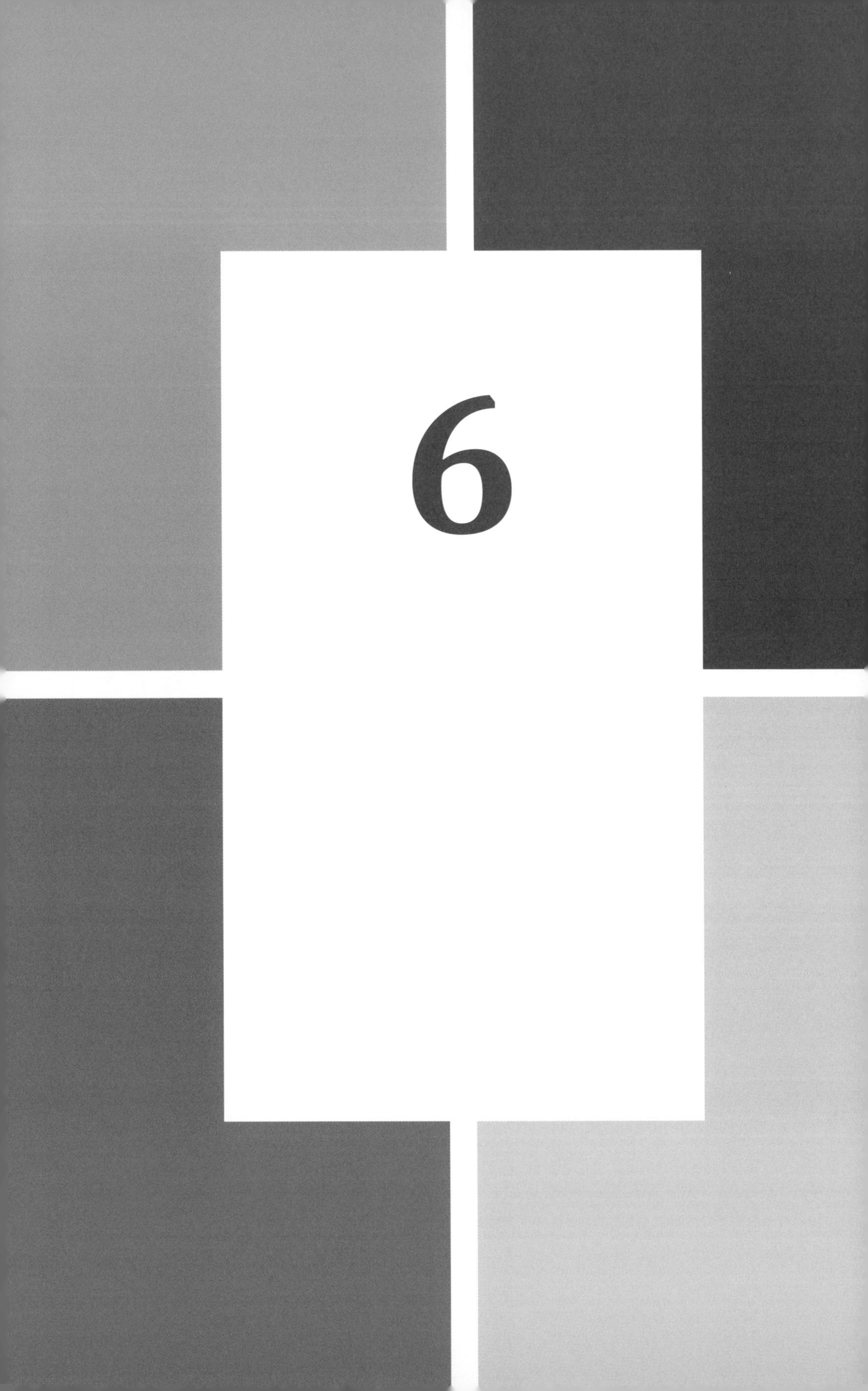

6

Systemische Therapie im Dialog

Die systemische Therapie stand immer im Dialog mit anderen Verfahren:

- Viele Pionierinnen und Pioniere der Familientherapie hatten eine tiefenpsychologische oder psychoanalytische Ausbildung;
- viele Vertreter der systemischen Therapie waren *auch* Verhaltenstherapeuten;
- mit der personenzentrierten Therapie teilt die systemische Therapie den Respekt vor der Selbstorganisation seelischer Vorgänge, die sich mit Vorstellungen zielgerichteter, direkter oder gar manipulativer Interventionen nicht vereinbaren lassen;
- mit den körperorientierten Verfahren teilt sie die Ansicht, dass sich im Körper seelische Vorgänge manifestieren und dass der Körper eine wichtige Rolle in Ausdruck und Kommunikation spielt;
- mit dem Psychodrama hat sie viele gemeinsame Wurzeln.

Auf der anderen Seite gibt es auch die heftigen Abgrenzungstendenzen. Wenn mich Kursteilnehmer fragen: „Was ist das Besondere an der systemischen Therapie?" oder „Soll ich nicht vielleicht zuerst eine verhaltenstherapeutische Weiterbildung machen?", fällt mir viel dazu ein, was jedoch heute zuallererst von berufspolitischen Diskussionen um die Wirksamkeit der verschiedenen Verfahren und die Vorherrschaft am „Markt" geprägt ist, und nicht von den eigentlich wichtigen Diskussionen um die inhaltlichen Unterschiede. Deshalb sei auch hier zuerst die Diskussion um die Wirksamkeitsbelege geführt.

Wie schon mehrfach erwähnt, haben sich die Vertreterinnen und Vertreter der systemischen Therapie lange dagegen gewehrt, an den Diskussionen und Standard-Setzungen rund um das Thema Evidenzbasierung teilzunehmen. Diese Abgrenzung hat zwar das Profil der systemischen Therapie geschärft, aber der Anerkennung des Verfahrens auch geschadet.

6.1 Dialog mit der Wissenschaft: Wirksamkeitsbelege

Der Nachweis von Wirksamkeit ist ein Desiderat, das in Deutschland durch den Wissenschaftlichen Beirat Psychotherapie (WBP) vertreten und durchgesetzt wird. Als Evidenz der höchsten Stufe gilt, dass ein Verfahren sich in einem randomisierten Kontrollgruppen-Design (RCT) wirksamer als die Kontrollbedingung zeigt.

Die Vertreterinnen und Vertreter der systemischen Therapie haben sich aus guten Gründen lange dagegen gesträubt, dieses Forschungsparadigma zu übernehmen. Der wichtigste Grund ist, dass eine „isolierte Bedingungsvariation" aus systemischer Sicht gar nicht denkbar und erst recht nicht wünschenswert ist. In der experimentellen Psychologie wird darunter der Kunstgriff des Versuchsleiters verstanden, in der Experimentalgruppe nur eine Bedingung gegenüber der Kontrollgruppe zu verändern und alle anderen Bedingungen konstant zu halten. Wenn dann die Experimentalgruppe in den gemessenen abhängigen Variablen einen statistisch signifikanten Unterschied gegenüber der Kontrollgruppe aufweist, ist davon auszugehen, dass die eine variierte Bedingung ursächlich auf die Veränderung der abhängigen Variable gewirkt hat.

Im systemischen Denken hingegen ist der Kontext auf eine Weise relevant, die eine solche isolierte Bedingungsvariation obsolet erscheinen lässt. Auch der Schluss auf einen kausalen Zusammenhang zwischen experimentell variierter unabhängiger Variable und gemessener abhängiger Variable liegt dem systemischen Denken fern. Übertragen auf die Wirkungen von Psychotherapie würden die systemischen Bedenken gegen das Forschungsparadigma lauten:

- Es gibt keine „unabhängigen" Variablen im Sinne konstant gehaltener Merkmale in konstanten Ausprägungen.
- Wir haben immer ein ganzes Paket von miteinander interagierenden, aufeinander und auf sich selbst zurückwirkenden biologischen und psychosozialen Bedingungen, Risiko- und Schutzfaktoren, Entwicklungsbesonderheiten, Familieninteraktionen, Merkmalen der therapeutischen Beziehung, Interventionen.
- Was letztendlich die gemessene Veränderung im Beschwerdebild bewirkt hat, ist deshalb höchst ungewiss.
- Das angemessene Forschungsdesign ist die Einzelfallstudie.

Dennoch konnte und wollte sich die systemische Therapie den Zwängen der Mehrheitsmeinung nicht auf Dauer widersetzen, hätte es doch bedeutet, einen ganz offensichtlich („evident") nützlichen Ansatz in der gesundheits- und sozialpolitischen Bedeutungslosigkeit verschwinden zu lassen.

Im deutschsprachigen Raum kamen die Wirksamkeitsbelege erst relativ spät gesammelt als Buch und Zeitschriftenartikel auf den Tisch: Kirsten von Sydow, Rüdiger Retzlaff und Mitarbeitende (von Sydow et al., 2007; Retzlaff, Beher, Rotthaus, Schweitzer & von Sydow, 2009) haben Studien zusammengetragen, die die Wirksamkeit systemischer Therapie eindrücklich belegen.

Dabei gab es zunächst das bereits erwähnte Definitions- und Abgrenzungsproblem zu lösen: Wie weit sind Familientherapie und systemische Therapie dasselbe? Der erste Begriff bezeichnet ein Setting („Familie"), der zweite ein Verfahren auf einer bestimmten theoretischen Grundlage, wie sie in diesem Band in Kapitel 2 *„Grundlagen des therapeutischen Konzepts"* beschrieben wurde. Die Autoren behalfen sich mit der kombinierten Bezeichnung „Systemische Therapie/Familientherapie" (ST/Ft) und definierten (von Sydow et al., 2007, S. 15):

> „Familientherapie ist ein psychotherapeutischer Ansatz mit dem Ziel, Interaktionen zwischen einem Paar, in einer Kernfamilie, in einer erweiterten Familie oder zwischen einer Familie und anderen interpersonellen Systemen zu verändern und dadurch Probleme einzelner Familienmitglieder, Probleme von Familiensubsystemen oder der Gesamtfamilie zu lindern" (Wynne, 1988, S. 251). Ausgehend vom persönlichen Leiden und dem Veränderungsbedarf beim Individuum nutzt die ST/Ft bedeutsame Beziehungen des Individuums zum Verstehen des Krankheitsgeschehens und als Ressourcen zur Veränderung. Durch die Induktion von Veränderungen im Beziehungsgefüge wird die Heilung oder Linderung individueller Pathologie angestrebt. ST/Ft ist – mit anderen Worten – ein psychotherapeutisches Verfahren, dessen Fokus auf dem sozialen Kontext psychischer Störungen liegt und das zusätzlich zu einem oder mehreren Patienten («Indexpatienten») weitere Mitglieder des für den/die Patienten bedeutsamen sozialen Systems einbezieht und/oder fokussiert ist auf die Interaktionen zwischen Familienmitgliedern und deren sozialer Umwelt (vgl. Pinsof & Wynne, 1995, S. 586). Psychische Störungen werden zirkulär verstanden und behandelt.

Eine Vielzahl von Studien trägt dazu bei, die systemische Therapie/Familientherapie empirisch zu begründen. Die relevante Grundlagenforschung stammt aus der Familien-, Entwicklungs- und Klinischen Psychologie und der Psychotherapieforschung. Sie liefert Argumente für die systemische Grundannahme, dass die Berücksichtigung des Kontextes für das Verstehen und die Behandlung individueller Pathologie wichtig ist und die Wahrscheinlichkeit eines Therapieerfolgs erhöht.

a) Studien zum Einfluss des familiären Kontextes auf Kinder und Jugendliche

Für den Einbezug des familiären Kontextes in die Therapie würde es sprechen, wenn die Symptomatik von Indexpatienten von familiären Variablen beeinflusst wird. Unzählige Studien belegen solche Einflüsse. Die direkten Auswirkungen des mütterlichen und väterlichen Erziehungsverhaltens auf die psychische Gesundheit von Kindern z. B. sind gut erforscht und werden von allen therapeutischen Verfahren beachtet und anerkannt, Erziehungsberatung und Trainingsprogramme für Eltern leiten sich daraus ab. Komplexer sind die Wirkungen und Wechselwirkungen von dyadischen, triadischen und multipersonalen Beziehungen im weiteren familiären Kontext auf die Symptomatik von Indexpatienten, die von Sydow et al. (2007, S. 40ff.) aufführen; sie sprechen, sozusagen im Umkehrschluss, für den Einbezug der Angehörigen und ein systemisches, auf zirkulären Annahmen und Methoden fußendes Vorgehen:

- Individuelle psychische Probleme der Eltern stehen, vermutlich vermittelt über problematisches Erziehungsverhalten, im Zusammenhang mit kindlicher Psychopathologie.
- Partnerschaftskonflikte der Eltern stehen, teilweise vermittelt über problematisches Erziehungsverhalten, im Zusammenhang mit geringerer Qualität der Eltern-Kind-Beziehung und kindlicher Psychopathologie.
- Elterliche Partnerschaftsprobleme stehen im Zusammenhang mit einer erhöhten kardiovaskulären Reaktivität der Kinder.
- Erziehungs- und Partnerschaftsprobleme (und ein erhöhtes Scheidungsrisiko) werden von einer Generation auf die nächste weitergegeben: Negative Beziehungserfahrungen in der Herkunftsfamilie sind verbunden mit einem erhöhten Risiko für Erziehungsprobleme mit den eigenen Kindern, schlechtere Beziehungsqualität und Scheidung (Übersicht bei Schneewind, 2010).

Die Richtung des Zusammenhangs ist oft nicht klar. Manchmal ist wahrscheinlich auch die Symptomatik des Kindes oder Jugendlichen zuerst zu beobachten, und die Konflikte der Eltern sowie die Verschlechterung des Familienklimas entzünden sich daran. Untersuchungen in Familien mit einem ADHS-Kind (z. B. Saile, Röding & Friedrich-Löffler, 1999) legen eine solche Richtung des Zusammenhangs nahe.

Tatsächlich gibt es, wie vermutet, einen Zusammenhang zwischen durch Therapie verbesserten familiären Interaktionen, besonders die der Eltern, und einer Abnahme der Symptomatik bei den Kindern und Jugendlichen (z. B. Schmidt, Liddle & Dakof, 1996).

b) Studien zum Einfluss des familiären Kontextes auf Erwachsene

Was im letzten Abschnitt über die Studien zu Kindern und Jugendlichen gesagt wurde, ist ohne Weiteres auf die Studien zu familiären Einflüssen auf das Befinden und die Gesundheit Erwachsener zu übertragen. Nur scheint es im Falle eines erwachsenen Indexpatienten weniger auf der Hand zu liegen, dass psychische Probleme mit Partnerschafts- und familiären Problemen zu tun haben. So werden noch viel zu oft ausschließlich Einzeltherapien durchgeführt. Besonders am Beispiel der depressiven Störungen lässt sich aber gut aufzeigen, wie eng der Zusammenhang zwischen psychischer Verfassung und Partnerschaft ist und wie deutlich Paargespräche indiziert sind (Überblicke für Fachleute und Betroffene bei Bodenmann, 2009; Borst, 2011).

Die Befundlage zu familiären Einflüssen auf die physische und psychische Gesundheit Erwachsener wird zusammengefasst in von Sydow et al. (2007) und liefert eindrückliche Argumente für den Einbezug des familiären Umfelds in die Therapie:

- Partnerschaftsqualität steht im Zusammenhang mit der körperlichen Gesundheit der Partner.
- Eine hohe Qualität und Quantität sozialer Beziehungen erhöht die Überlebensdauer bei schweren körperlichen Erkrankungen.
- Partnerschaftsqualität steht im Zusammenhang mit der Entstehung, Aufrechterhaltung und der Linderung bzw. Heilung psychischer Störungen, insbesondere von Depressionen und Substanzstörungen, der Partner.
- Problematische familiäre Interaktionen stehen in Zusammenhang mit der Entstehung und dem Verlauf psychischer Störungen der Familienmitglieder.

c) Störungsbezogene Angaben zur Wirksamkeit

Den Forderungen des Wissenschaftlichen Beirats Psychotherapie (WBP) entsprechend werden Wirksamkeitsnachweise vorzugsweise nach Störungsbildern („Anwendungsbereichen“) geordnet. In die Studien müssen also Patienten mit einer ICD-Diagnose (ICD: International Statistical Classification of Diseases and Related Health Problems) eingeschlossen sein. Diese Forderung wird inzwischen von immer mehr Studien zur Wirksamkeit der systemischen Therapie erfüllt, so dass die Befundlage inzwischen gut ist und zur Anerkennung der systemischen Therapie als „wissenschaftlich fundiert“ geführt hat. Der Grundhaltung der systemischen Therapie entspricht dies eigentlich nicht, denn auf Diagnosen einzelner „Indexpatienten“ wird weniger Augenmerk gelegt als auf Interaktionen im System. Es sind deshalb vielmehr die weiter unten aufgeführten Indikationen für systemische Therapie, die in die Therapie führen. Bemerkenswert ist aber, dass auch bei störungsbezogener Betrachtung die Wirksamkeit systemischer Therapie sehr gut belegt ist (Quellennachweise bei von Sydow et al., 2007; Retzlaff et al., 2009).

Bei erwachsenen Indexpatienten ist die Wirksamkeit systemischer Therapie/Familientherapie bei Depressionen, Essstörungen und Substanzstörungen (Alkohol, illegale Drogen) gut belegt. Bei Patienten mit Schizophrenie-Diagnose ist systemische Therapie kombiniert mit Medikation und Psychoedukation nachweislich wirksam. Bei psychischen Problemen mit der Bewältigung chronischer Krankheiten (z. B. Krebs, Herzinfarkt, HIV/AIDS) ist die Wirksamkeit systemischer Therapie jeweils in Kombination mit medizinischer Standardbehandlung gut belegt.

Bei Kindern und Jugendlichen als Indexpatienten ist die Wirksamkeit von systemischer Therapie/Familientherapie bei folgenden Störungsbildern empirisch gut belegt: Störungen des Sozialverhaltens und jugendliche Delinquenz, Substanzstörungen, Essstörungen, Hyperaktivitätsstörungen und schwere psychische Krisen. Bei Kindern und Jugendlichen, die psychische Probleme bei der Bewältigung chronischer somatischer Krankheiten (z. B. Diabetes, Asthma) zeigen, ist systemische Therapie/Familientherapie in Kombination mit der Behandlung der körperlichen Erkrankung wirksam. Bei Jugendlichen mit Schizophrenie-Diagnose sind systemische und psychoedukative Interventionen kombiniert mit antipsychotischer Medikation wirksam.

Die Übersichten (von Sydow et al., 2007; Retzlaff et al., 2009) zeigen, dass die Wirksamkeit der systemischen Therapie/Familientherapie gerade für schwere Störungsbilder gut belegt ist. Bei dissozialen Störungen und Delinquenz Jugendlicher, Substanzstörungen, Essstörungen und psychischen Faktoren bei Asthma von Kindern und Jugendlichen ist sie sogar das bestevaluierte und erfolgreichste Verfahren. Außerdem scheinen Menschen mit psychischen Störungen besser auf systemische Therapie/Familientherapie anzusprechen und in Therapie gehalten werden zu können als bei anderen Verfahren (z. B. Jones & Asen, 2002), und meist ist die Patientenzufriedenheit mit systemischer Therapie/Familientherapie höher als mit anderen Verfahren (z. B. Henggeler, Pickrel, Brondino & Crouch, 1996).

In mehreren Studien zeigte sich systemische Therapie/Familientherapie kurzfristig als ebenso oder etwas weniger wirksam als andere Verfahren, war beim Ein- oder Zweijahres-Follow-up jedoch gleichermaßen oder besser wirksam („positive Schläfer-Effekte").

d) Andere, nicht störungsbezogene Indikationen

Wenn der Kontext, in dem ein Symptom auftritt, berücksichtigt werden soll, muss neben der Störung im engeren Sinne auch die „klinische Konstellation" (Reiter, 1991; Rotthaus, 2005) beachtet werden. Zur Konstellation gehören zum Beispiel:

- individuelle Faktoren wie Entwicklungsstand, intellektuelle Fähigkeiten, sprachliche Kompetenz, Problemlösestrategien, individuelle Stärken und Ressourcen, individuelle Vulnerabilitäten,
- familiäre Faktoren wie Gebundenheit, Stabilität der Familiensituation, finanzielle Lage, Zusammensetzung der Familie und besondere Lebensereignisse wie Verlust von Angehörigen oder Arbeitslosigkeit eines Familienmitglieds und
- sonstige soziale Faktoren wie Unterstützung durch Verwandte/Bekannte, Qualität der Sozialkontakte und besondere Lebensereignisse wie Verlust bedeutsamer außerfamiliärer Bezugspersonen.

Konstellationsspezifisches Vorgehen bedeutet demgemäß, dass Ziele, Themen, Methoden, Dauer und Settings der Therapie flexibel bleiben und nach dem Prinzip der „maßgeschneiderten Therapie" das therapeutische Handeln bestimmen. Systemische Therapie/Familientherapie ist besonders dann indiziert,

- wenn die betroffenen Familienmitglieder oder die Angehörigen einen Einbezug der Familie wünschen,
- wenn der „Indexpatient" in einer starken Abhängigkeit von Angehörigen lebt (das ist naturgemäß immer bei Kindern und Jugendlichen der Fall, häufig aber auch bei Erwachsenen),
- wenn die familiären Interaktionen sich offensichtlich auf das Krankheitsgeschehen auswirken (z. B. wenn die Störung sich verschlimmert, je enger der Kontakt zur Familie ist),
- wenn das Krankheitsgeschehen sich offensichtlich und gravierend auf die Familie auswirkt (z. B. wenn schwere organische und/oder psychische Erkrankungen von Familienmitgliedern zu Erschöpfung, Angst oder Depression bei den Angehörigen führen) oder
- wenn familiäre Ressourcen für die Unterstützung erkrankter Menschen aktiviert werden sollen.

Systemische Therapie/Familientherapie hat sich seit Langem für Indexpatienten aller Altersgruppen bewährt, am augenfälligsten für Jugendliche und Kinder, aber auch für Erwachsene bis hin zu betagten Menschen. Für folgende soziale Gruppen erscheint systemische Therapie/Familientherapie besonders geeignet:

- Für Familien mit niedrigem Einkommen und vielfältigen Problemen, die typischerweise selten in Psychotherapie kommen, liegen Konzepte und ermutigende Erfahrungsberichte vor, besonders bezüglich aufsuchender Familientherapie.

- Für Patienten mit Migrationshintergrund erleichtert die systemische Therapie mit ihrer „Multiperspektivität" die therapeutische Arbeit.
- Für Patienten mit geistiger Behinderung ist der Einbezug des Betreuungssystems in die Behandlung von entscheidender Bedeutung.

e) Kontraindikationen

Wie bei anderen Therapieverfahren auch ist eine hohe Motivation der Klienten und ihre Bereitschaft zur Kooperation prognostisch günstig für den Therapieerfolg. Geringe Motivation und fehlende Kooperationsbereitschaft stellen jedoch keine Kontraindikation dar (vgl. Kapitel 2.4 *„Stärken der systemischen Therapie und sozialpolitische Verkennungen"*).

Absolute Kontraindikationen gegen systemische Therapie/Familientherapie sind auch nach über 40 Jahren familientherapeutischer/systemischer Erfahrung und Forschung nicht bekannt. Die relativen Kontraindikationen gelten für alle Therapieverfahren; die Berufsordnungen der Psychotherapeutenkammern fordern, dass nach dem Prinzip *primum nihil nocere* Behandlungen den Patienten nicht schaden dürfen. Diese Forderung bedeutet, dass Psychotherapeuten Behandlungen nur dann beginnen bzw. fortführen dürfen, für die ihr Ausbildungsstand und ihre Kompetenz ausreichend sind. Systemische Therapie/Familientherapie wäre also immer dann kontraindiziert, wenn dem Therapeuten die nötige Qualifikation für das Führen von Mehr-Personen-Therapien fehlt. Zur nötigen Qualifikation gehört, dass der Therapeut hohe interpersonelle Konfliktspannungen aushalten und dämpfen kann, Gespräche aktiv moderieren kann (auch wenn seine Gesprächsleitungskompetenz angezweifelt oder bestritten wird) und allparteilich gegenüber den Gesprächsteilnehmern, ihren Ideen und ihrer Motivation bleibt.

Manchen im Erstgespräch oder später geäußerten Anliegen der Klienten kann mit anderen Therapieverfahren vielleicht besser nachgekommen werden. Über angemessene Behandlungsalternativen sollte im Erstgespräch, eventuell auch später, aufgeklärt werden.

Therapien müssen beendet oder das Setting muss geändert werden,

- wenn weitere Behandlungsfortschritte nicht zu erwarten sind oder im Verlauf unerwünschte Wirkungen auftreten;
- wenn die Gefahr droht, dass offene Mitteilungen im Therapiegespräch hinterher mit Gewalt oder Repression beantwortet werden – z. B. bei Paargesprächen nach Episoden häuslicher Gewalt;

- wenn die Therapie den Kontakt von Täter und Opfer wiederherstellt und das Opfer nicht sicher vor weiteren Übergriffen ist – z. B. bei Familientherapien nach sexuellem Missbrauch eines Kindes;
- wenn die Gefahr besteht, dass in die Therapie einbezogene Angehörige dort etwas erfahren könnten, was sie lieber nicht wissen wollen (z. B. die sie betreffende Diagnose einer Erbkrankheit).

Familiengeheimnisse stellen aber keine Kontraindikation dar – im Gegenteil. Der Umgang mit Geheimnissen, die einigen in der Familie bekannt sind, anderen hingegen nicht, ist allerdings eine anspruchsvolle therapeutische Aufgabe (Imber-Black, 1995, 2000).

f) Naturalistische Studien und Fallstudien

Die Expertise (von Sydow et al., 2007) konzentriert sich bewusst auf kontrollierte und randomisierte oder parallelisierte Studien und kann daher über andere, für die Entwicklung des Feldes bedeutsame Wirksamkeitsstudien keinen umfassenden Überblick geben. Naturalistische Studien und Fallstudien haben aber für die Entwicklung klinischer Praxis von systemischer Therapie/Familientherapie große Bedeutung. Dabei handelt es sich meistens um Prä-/Postvergleiche mit standardisierten Outcome-Maßen, oft mit Katamnese. Vom RCT-Modell weichen sie insofern ab, dass sie mit nicht selektionierten Stichproben aus Versorgungspopulationen mit allen Diagnosen arbeiten und auf eine Zufallszuweisung zu Therapie- und Kontrollgruppe verzichten. Schiepek (1999) hat auch solche Studien zusammenfassend vorgestellt.

g) Verhältnis von Kosten und Nutzen

Kosten-Nutzen-Analysen von systemischer Therapie/Familientherapie wurden bisher überwiegend in den USA und in England durchgeführt. Eine Studie (Scholz, 2005) stammt aus Deutschland. Da die Gesundheitssysteme von USA, England und Deutschland sehr unterschiedlich sind, sind die Ergebnisse nicht ohne Weiteres übertragbar; sie sprechen aber für eine hohe Kosteneffizienz von systemischer Therapie/Familientherapie – nicht nur bei den Indexpatienten, sondern auch bei ihren Angehörigen.

Bei systemischen Therapien/Familientherapien dürfte ein erhebliches Sparpotenzial dadurch bestehen, dass Doppelbehandlungen in einer Familie (z. B. von Kind und einem Elternteil oder von mehreren Kindern in Einzeltherapie gleichzeitig) entfallen bzw. stark reduziert werden.

h) Kritische Anmerkungen zur gängigen Forschungspraxis

Wenn man, wie die Autoren der beiden Übersichten zur Wirksamkeit systemischer Therapie, das Forschungsparadigma der RCT-Studien akzeptiert, so bleibt kritisch anzumerken (Retzlaff et al., 2009), dass die systemische Therapie in den Datensammlungen und Metaanalysen wahrscheinlich noch deutlich unterrepräsentiert ist. Denn folgende Punkte verhindern, dass Studien überhaupt durchgeführt werden oder dass vorhandene Studien in die Berichte an den Wissenschaftlichen Beirat aufgenommen werden können:

- Gerade wenn ein Paar oder eine Familie therapeutische Hilfe sucht, handelt es sich um komplexe, nicht monosymptomatische Beschwerdebilder, die neben individueller Pathologie auch familiäre und soziale Faktoren mit einschließen;
- gerade die systemische Therapie bemüht sich um maßgeschneidertes, nicht manualisiertes Vorgehen;
- gerade die systemische Therapie befürwortet die Kombination von Methoden, z. B. Aufklärung und Familientherapie.

6.2 Dialog mit anderen Konzepten

Muss man sich erst abgrenzen, um Identität zu erlangen? Muss ich also erst sagen, was mich von der Verhaltenstherapeutin oder von der Analytikerin unterscheidet, bevor ich erklären kann, was mich als systemische Therapeutin ausmacht? Fördert oder hemmt diese Abgrenzung den Dialog mit den anderen Verfahren? Oder ist vielmehr Orlinskys Phrase "Learning from many masters" (Orlinsky, 1994) zu beherzigen, was bedeuten würde: Die Therapeutin kümmert sich nicht mehr sehr dezidiert um ihre ursprüngliche „Schule", sondern um die Fortbildungen, die sie braucht, und integriert diese im Laufe ihrer beruflichen Qualifikation selbstständig ins ursprünglich angenommene Konzept?

Die Herausgeber der Zeitschrift *„Psychotherapie im Dialog"* (PiD) haben im ersten Heft des Jahrgangs 2010 eine Vielzahl von Stimmen zur Frage der Integration in der Psychotherapie gesammelt. Für Einzelheiten sei auf dieses Heft verwiesen; ich will hier den Versuch machen, den Dialog der systemischen Therapie mit den anderen Verfahren in eine Rangreihe der „Integration der Integration" zu bringen; ich beginne mit den einfachen und ende mit den höheren Formen der Integration.

1. Der einzelne Therapeut hat seine Weiterbildung in einem bestimmten Verfahren gemacht und nimmt nach und nach Techniken und Methoden, die sich ihm oder der „community" als wirksam erwiesen haben, in sein Repertoire auf.
   Beispiele: Schiepek (1999, S. 219) sieht zunächst einmal keinen Bedarf für den Einsatz von Methoden aus anderen Verfahren, da die systemische Therapie einen umfassenden Behandlungsansatz für alle Indikationen darstelle, sieht aber einen gewissen Nutzen darin, z. B. spezifische verhaltenstherapeutische Techniken unter gesamthaft systemischer Ausrichtung anzuwenden. Sturm (2010) dagegen mag – unter genau umgekehrten Vorzeichen – nur die sogenannten Richtlinienverfahren (Verhaltenstherapie und psychodynamisch orientierte Therapien) akzeptieren, würde sie aber erweitern um Techniken und Methoden aus anderen Verfahren, die evidenzbasiert sind. In Kapitel 2.3 „Einordnung in das Spannungsfeld der verschiedenen Ansätze" wurden bereits Beispiele für Methoden aus anderen Verfahren genannt, die ohne Weiteres in eine systemisch ausgerichtete Therapie „passen".
2. In die Psychotherapieweiterbildung werden in einem definierten Verfahren Module eingebaut, die mit den jeweils anderen Verfahren vertraut machen. Dabei geht es nicht nur um Methoden, sondern auch um Grundhaltungen und -annahmen dieser Verfahren. Jeder Therapeut behält aber sein „geistiges Heimatgebiet".
   Beispiele: Gerlach (2010) vertritt die Ansicht, dass die innere Haltung und die spezifischen Konzeptualisierungen des therapeutischen Prozesses je Verfahren nicht mit den Haltungen und Konzeptualisierungen anderer Verfahren zu mischen sind. Er plädiert für die Pluralität der Verfahren, die aber eine Methodentransparenz einschließt. Auch das Forschungsgutachten zur Ausbildung in Psychologischer Psychotherapie und Kinder- und Jugendlichenpsychotherapie (zusammengefasst z. B. in Fliegel, 2010) weist darauf hin, dass die Integration verschiedener Methoden auf der Basis eines erlernten Verfahrens geschehen kann.
3. Ausgehend von den Grundbedürfnissen des Patienten und den Störungen seiner Lebenspraxis wird adaptiv – je Sitzung oder Therapiesequenz – entschieden, was gemacht wird.
   Beispiele: Grawe (1995) hat seine „Allgemeine Psychotherapie" nicht als weiteres Verfahren, sondern als Leitbild für alle Empirie geleiteten Therapeuten entwickelt. In der therapeutischen Praxis sollen alle bewährten therapeutischen Möglichkeiten genutzt werden, um das bestmögliche Resultat für den einzelnen Patienten zu erreichen. Caspar (2010) führt dazu aus, dass die dafür notwendige Feinregulierung nicht geleistet werden kann, wenn man sich nur auf Befunde zur Wirksamkeit ganzer Methoden stützt. Integration muss auf der Ebene des Handelns in der einzelnen Therapie geschehen. Pinsof, Breunlin, Russell und Lebow (2010) sowie Fraenkel (2011) stellen auf wunderbar pragmatische Art ebenfalls Modelle für integratives Vorgehen in diesem Sinne vor.

4. Systemtheorie wird als Metatheorie zur Integration psychotherapeutischer Ansätze betrachtet
   Beispiele: Fürstenau (2007) fasst die Integration im programmatischen Titel seines Buches zusammen und fordert: „Psychoanalytisch verstehen – systemisch denken – suggestiv intervenieren". Kriz (2010) schlägt eine integrative Metatheorie vor, die Schulen übergreifend zentrale Phänomene im Zusammenhang beschreibt und rekonstruiert. Jenseits des Verfahrens „systemische Therapie" kann die Systemtheorie die Beziehungen zwischen verschiedenen Prozessebenen der Psychotherapie, die Bildung von Strukturen und die Veränderung von Strukturen durch Psychotherapie modellieren (siehe auch „generische Prinzipien" bei Haken und Schiepek, 2010, sowie Rufer, 2012). Einzelne Methoden des Verfahrens „systemische Therapie", wie die Biographie- und Genogrammarbeit, das Reflecting Team und das lösungsorientierte Vorgehen (siehe unter 4.2 „Typische Werkzeuge und Methoden"), eignen sich in besonderem Maße auch innerhalb anderer Verfahren.

Was würde es nun für die Therapieaus- und -weiterbildungen bedeuten, die an dritter und vierter Stelle genannten „höheren" Stufen der Methodenintegration anzustreben?

Auf der Ebene „Gesundheitspolitik": Wie in der einleitenden Diskussion (Borcsa et al., 2010) in Heft 1-2010 der Zeitschrift *„Psychotherapie im Dialog"* herausgearbeitet wird, ist es eigentlich kontraproduktiv, den Richtlinienverfahren immer neue „Schulen" hinzuzufügen, wenn dadurch Mauern der Abgrenzung hochgezogen werden. Andererseits muss gewährleistet werden, dass das jeweils spezifische Wissen, das Grundlage des Verfahrens ist, in der Auseinandersetzung zwischen Theorie und Praxis sowohl individuell als auch kollektiv erworben und erweitert wird. Das kann nur geschehen, wenn neben der Theorie auch die Praxis des jeweiligen Verfahrens finanziert wird. Dass die Kostenträger dies nur tun, wenn die Wirksamkeit nachgewiesen ist, ist verständlich und legitim. Wie allerdings die Wirksamkeit nachzuweisen ist, darüber sollte sich die Zunft der Psychotherapeuten nochmals neu verständigen, ohne dass die Dialogpartner sich vorwiegend als Vertreter ihres Verfahrens gerieren und die Erhaltung der eigenen Pfründe im Blick haben.

Auf der Ebene der „Weiterbildung in den Richtlinienverfahren": Hier müsste gegen Ende der Ausbildung eine sorgfältige Weiterbildung in systemischem Denken und Handeln erfolgen. Dies könnte in Form einiger Module, gelehrt durch Vertreter der systemischen Therapie, erfolgen. Allerdings dürfte auf keinen Fall daraus resultieren, dass die systemische Methodik unter ein anderes Verfahren subsumiert wird. Das Wissen und Können der systemischen Therapeuten würde im Laufe der „Phylogenese" verschwinden, wenn systemische Therapie immer weniger als eigenständiges Verfahren, sondern nur noch als Zusatzmodul und Zweitverfahren gelten würde.

Auf der Ebene der „Weiterbildungen in systemischer Therapie": Auch bei den Systemikern braucht es eine Haltung der Toleranz gegenüber anderen Verfahren. Selbst wenn die Krankheitskonzepte, die hinter den störungsspezifischen Methoden stehen, innerhalb der eigenen Reihen heftig diskutiert werden: Störungsspezifisches Wissen und Können nur abzulehnen, schafft keinen Dialog (vergleiche Kapitel 6.3 weiter unten). In Weiterbildungen von Ausgebildeten anderer Verfahren darf deren bis dahin erworbenes Wissen und Können nicht abgewertet werden, gleichzeitig muss ihnen vermittelt werden, dass es keine „Schnellbleiche" in systemischer Therapie gibt.

Einen ganz anderen Weg als Deutschland hat die Schweiz in der Regulierung des Psychotherapiemarktes beschritten. Die Trennlinien verlaufen nicht zwischen den Psychotherapie-Verfahren, sondern zwischen den Berufsgruppen. Ärztliche Psychotherapie sowie ärztlich delegierte psychologische Psychotherapie werden von der Grundversicherung übernommen, selbstständig ausgeübte psychologische Psychotherapie nicht. Die Frage, welche Aus- und Weiterbildung zur Berufsausübung berechtigt, ist eher an Kriterien der Ausbildungsdauer und der -inhalte orientiert als am Verfahren. Die (bislang) zertifizierenden Berufsverbände achten bei den individuellen Zertifizierungsanträgen auf Verfahrens-„Reinheit" und haben die Curricula der weiterbildenden Institute auf Inhalte und Stundentafeln geprüft.

6.3 Kritische Anfragen an die systemische Therapie

Das Alter der systemischen Therapie – rund 50 Jahre – bringt es mit sich, dass wir, vielleicht stärker als andere Verfahren, in einer Umbruchsituation sind. Die Pioniere sind entweder verstorben oder haben sich aufs Altenteil zurückgezogen. Die kämpferische Haltung der Pionierphase hat einem gewissen Pragmatismus Platz gemacht. Umso wichtiger sollte es sein, jetzt das Profil zu schärfen, ohne die Wirkungsfelder aufzugeben, die nicht zu diesem Profil zu passen scheinen, wie etwa die stationäre Psychiatrie. Die folgenden Abschnitte argumentieren vielleicht etwas „psychiatrielastig", sind aber durchaus auf andere Wirkungsfelder zu übertragen. Sie sind als polemische Aufforderungen an die eigenen Kolleginnen und Kollegen gedacht.

Konstruktivismus versus Anerkennung der subjektiven Realität: Auch wenn für die systemische Therapie die Kommunikation im Zentrum steht: Kommunikation ist nicht alles. Was Menschen für real halten, hat reale Folgen.[21] Krankheiten, die für real gehalten werden, haben reale Krankheitsfolgen – Einschränkungen, Fähigkeitsstörungen, Behinderungen. Ohne Anerkennung, dass zum Beispiel der junge Mann mit psychotischem Erleben einschränkende Aufmerksamkeits- und Gedächtnisstörungen verspürt, geht das zirkuläre Erfragen des „Tanzes um das Problem" an den Bedürfnissen so sehr vorbei, dass die Therapie unwirksam bleibt. Und keine Therapeutin mit Arbeitsplatz in der Psychiatrie kann dort in den Dialog mit ihren Kolleginnen kommen und sich Respekt verschaffen, wenn sie sich nicht als topfit in Psychopathologie, also dem Wissen über die Phänomene im psychischen Bereich, erweist. (Ähnliches gilt für die Mitarbeiterin der Erziehungsberatung, die über Entwicklungspsychologie Bescheid wissen muss, usw.)

Selbstorganisation versus Übernahme der Verantwortung: Ersteres ist das Ziel und soll im Laufe der Therapie wieder hergestellt werden, aber Letzteres ist oft am Anfang von den professionellen Helfern zu leisten. Natürlich entspricht es dem Ideal, in jeder Therapiestunde wieder frisch motivierte Personen vorzufinden, die sich selbst organisieren. Aber wie bereits im Kapitel 3 zur Haltung, die der systemischen Therapie zu Grunde liegt, angemerkt wurde, gehört zum professionellen Handeln immer wieder die sorgfältige Einschätzung, wer gerade vor wem geschützt werden muss. Die Kunst besteht gerade darin, die schützende Haltung im Laufe der Therapie zu Gunsten von Selbstorganisation und Autonomie aufzugeben.

Ressourcenorientierung versus Anerkennung des Problems: Wer immer nur von Ressourcen und Lösungen spricht, ist unter Umständen nicht anschlussfähig. Ein Anknüpfen an die Problemschilderung der Klienten ist meist zunächst nötig. *Ein Beispiel: Als ein weltberühmter italienischer Familientherapeut 1991 an einem großen Kongress in einem Life Interview vor 300 Zuschauern die Ehefrau eines psychiatrisch hospitalisierten Mannes fragte: „Was tun Sie , wenn sich Ihr Mann wieder einmal verwirrt zeigt?", antwortete sie ganz empört: „Was heißt hier verwirrt – mein Mann ist schwer krank! Merken Sie das denn nicht?", und beendete das Interview wenig später. Der weltberühmte Therapeut zeigte Größe und gab öffentlich zu, dass er zu schnell gewesen war mit seiner Dekonstruktion der Krankheit und dadurch das Paar verloren hatte.*

Lösungsorientierung versus Biographiearbeit: Vor lauter Lösungsorientierung gerät manchmal in Vergessenheit, dass die Menschen eine (oder besser: viele) Geschichte(n) haben. Zum spielerischen Hin- und Hergehen zwischen Problem und

[21] Das Thomas-Theorem: "If men define situations as real, they are real in their consequences." Thomas, W. I. & Thomas, D. S. (1928). *The child in America: Behavior problems and programs* (p. 571f.). New York: Knopf.

Lösung, zum Erschließen neuer Möglichkeiten und zum Hinter-Sich-Lassen problematischer Kommunikationsmuster gehört die angemessen gründliche Beschäftigung mit diese(n) Geschichte(n). Die Biographie, die auf unterschiedliche Arten erzählt und mit der immer auch anders umgegangen werden kann, ist häufig ein guter Ansatzpunkt für Veränderung.

Auflösung des Krankheitskonzepts versus Teilnahme an der Gesundheitsversorgung: Damit die systemische Therapie ihren Platz in der Gesundheitsversorgung einnehmen kann, müssen manche Prämissen des Konstruktivismus, wie etwa die Auflösung des Krankheitskonzepts, zeitweise im Hintergrund bleiben. Wenn der Zugang zu jemandem mit einer „schweren Störung" gelingt, tritt die Frage, ob es die Störung „gibt" oder nicht, ja auch in den Hintergrund. Der systemische Therapeut beginnt dann daran zu arbeiten, die Krankheitskonzepte bei Patient und Familie zumindest aufzuweichen. Oftmals muss aber der Therapeut je Patient, je Familie, je Fall mindestens auch zwei Phasen durchlaufen: die des Krankheitskonzepts und dann die der Aufweichung des Krankheitskonzepts. Zu diesem Punkt gehört auch, dass die systemische Therapie sich der Idee der störungsspezifischen Vorgehensweisen nicht verschließen sollte. Der zweite Band des „Lehrbuchs" (Schweitzer & von Schlippe , 2006) trägt dieser Forderung Rechnung

Viele kleine, den Arbeitsalltag prägende Debatten unter systemischen Therapeuten ergeben sich aus den eben skizzierten großen Kontroversen:

- Wie viel Geduld und langen Atem braucht ein systemischer Therapeut? Wird nicht der kurze, lösungsorientierte „Dreh" höher bewertet als die Langzeit-Therapie?
- Wenn wir jeglichen Widerstand der Klienten/Patienten gegen unsere Interventionen als Kommentar betrachten – müssten wir dann nicht unsererseits auf jeglichen Druck verzichten und es hinnehmen, dass die Klienten/Patienten einfach nicht mehr kommen und die Therapiesitzungen nur kurzfristig und von Mal zu Mal vereinbaren?
- Ist die Teilnahme an der Gesundheitsversorgung überhaupt erstrebenswert? Müssten wir nicht unserem Konzept treu bleiben und Krankheit konsequent de-konstruieren?
- Was muss ich überhaupt wissen? Reicht es nicht, wenn ich Muster erkenne und verändern helfe?
- Welchen Stellenwert haben die spezifischen Techniken, wie etwa das zirkuläre Fragen? Wie viel Raum und Zeit sollen sie einnehmen?

Als die Zeitschrift *„Familiendynamik"* zum Jahreswechsel 2008/2009 ihr Aussehen änderte, wurde das letzte Heft im alten Outfit mit Beiträgen von 20 prominenten

Vertreterinnen und Vertreter der systemischen Therapie gestaltet, die von den Herausgebern gefragt worden waren: „Was würden Sie der systemischen Therapie ins Stammbuch schreiben?" Hier ein paar ausgewählte Antworten, die den Dialog der systemischen Therapie mit sich selbst kennzeichnen, gruppiert unter fünf Fragen, die ich im Nachhinein als Überschriften formuliert habe:

- Frisst der Erfolg seine Kinder? Etliche machen sich Sorgen um den Fortbestand des „provokanten Potenzials" und der Andersartigkeit der systemischen Therapie: Wenn sich die Vertreter der systemischen Therapie nun um Aufnahme in die Richtlinienverfahren bemühen und die Leistungen in Zukunft von den Krankenversicherern bezahlt werden, besteht dann nicht die Gefahr, allzu sehr Mainstream zu werden? Frisst der Erfolg die eigenen Kinder? Verraten wir unsere Grundhaltungen? Dennoch muss sich die systemische Therapie weiterentwickeln. Ein größeres Interesse an Berufspolitik und Gremienarbeit sowie an Wissenschaft wird angemahnt.
- Warum wirkt, was wirkt? Die Systemtheorie gilt ihren Vertretern als fortgeschritten, ebenso die systemische Praxis. Eine bessere gegenseitige Befruchtung beider Bereiche wird jedoch gewünscht, und als unzureichend gilt die Theorie systemischer Praxis. Eine Debatte über die passende Forschungsmethodik und eine neue Art von Evidenzbasierung wird gefordert.
- Wie soll das Konzept erweitert werden? Inhaltlich wird der systemischen Theorie und Therapie empfohlen, den Kommunikationsbegriff um affektive und körperliche Komponenten zu erweitern, Forschung zu Motivation und Entwicklung zu integrieren, neurophysiologische und -biologische Forschung und störungsspezifisches Wissen stärker zur Kenntnis zu nehmen und sich verstärkt um den Umgang mit existenziellen Krisen zu kümmern.
- Wie und mit wem reden wir? Die Sprache soll präzise und einfach bleiben, bei der Weiterentwicklung des Ansatzes sollen die Benutzer mitreden und dialogische Prinzipien sollen im Vordergrund stehen.
- Wo mischen wir uns ein? Die Verbreitung systemischen Denkens und Handelns in Institutionen muss verbessert werden, etwa durch Inhouse-Trainings. Systemische Therapie soll vermehrt in die Curricula der Ärzteweiterbildung aufgenommen werden. Das Gespräch mit den Kostenträgern soll gesucht werden.

7

Was die systemische Therapie besonders gut kann

Als in Kapitel 2 versucht wurde, die systemische Therapie und ihre Grundlagen darzustellen und sie sodann im Spannungsfeld der verschiedenen anderen Therapieverfahren zu verorten, war bereits die Rede von einigen Abgrenzungsversuchen. Hier soll nun zunächst der Zusatznutzen systemischen Denkens und Handelns dargestellt werden, indem gezeigt wird, was die systemische Therapie besonders gut kann. Mit Zusatznutzen ist gemeint: Systemisches Denken und Handeln bringt einen Nutzen, der durch ein anderes Therapieverfahren so nicht erreicht werden kann, selbst wenn es von einem guten Therapeuten in einer guten Arbeitsbeziehung angewendet wird. Danach werden Vorteile und positive Auswirkungen systemischen Denkens benannt. Anschließend wird diskutiert, was das für die Psychotherapielandschaft und die Aus- und Weiterbildung bedeuten müsste.

Methoden, Settings und Anwendungsbereiche, in denen systemisches Denken und Handeln einen Zusatznutzen erzielt, sind:

- Gespräche mit mehreren Personen
- Verschiebung des Fokus weg vom Indexpatienten
- Verständnis psychischer Krisen im biographischen, familiären und weiteren sozialen Kontext
- Stärkung von Autonomie und Resilienz
- niederfrequente Therapien
- multisystemische Therapien
- Arbeit in Teams und Organisationen
- Arbeit mit oder in Familienunternehmen

Gespräche mit mehreren Personen: Wenn es dem Therapeuten zum Beispiel in einem Familiengespräch nicht gelingt, eine grundlegend neutrale, wohlwollende Haltung allen Gesprächsteilnehmenden gegenüber einzunehmen, werden ihm bald einzelne Teilnehmende davonlaufen oder sich zumindest innerlich verabschieden. Systemisches Denken und Fragen sorgen dafür, dass immer der Blick *von jemandem auf etwas* im Zentrum des Interesses steht, dass alle Gesprächsteilnehmenden reihum dazu gebracht werden, zeitweise den Blick der anderen einzunehmen, und dass ein kooperativer Prozess in Gang kommt, der eine gemeinsame Wirklichkeit entstehen lässt. Dazu ist kein anderes Verfahren ähnlich gut in der Lage.

Verschiebung des Fokus weg vom Indexpatienten: Der Aufmerksamkeitsfokus in der Therapie und darüber hinaus verschiebt sich weg vom Patienten und vom geschilderten Problem, hin zur Kommunikation in der Familie (oder in anderen Systemen) und hin zur Suche nach Lösungen. Dadurch öffnen sich neue Möglichkeiten des Verhaltens und Erlebens, ohne dass das Problem komplett beseitigt werden muss.

Verständnis psychischer Krisen im biographischen, familiären und weiteren sozialen Kontext: Die Fallbeispiele in diesem Band sollen einen Eindruck zu diesem Aspekt vermitteln. Es geht aber noch weit grundlegender: Es gibt Psychiatrieregionen, wie z. B. West-Lappland oder seit Kurzem auch Brandenburg, in denen die ganze Krisenintervention und psychiatrische Behandlung aus der Klinik nach außen verlagert werden. Der Fokus wird von der individuellen Pathologie auf die familiäre, berufliche und soziale Situation verschoben. Die Konsequenz ist, dass Krisenintervention „am Küchentisch“, bei den Familien zu Hause, stattfindet. Anwesend sind alle, die zur Lösung der Probleme etwas beisteuern können. Die Gesprächsführung sieht sehr einfach aus, will aber gut gelernt sein: Unter Umständen hoch erregte Menschen werden beruhigt, ganz kurzfristige Lösungen (für die Nacht, für den nächsten Tag) werden im Dialog mit den Betroffenen ausgehandelt, längerfristige Hilfe wird einvernehmlich organisiert. Das Konzept und viele Beispiele für die Umsetzung sind in Seikkula und Arnkil (2007) nachzulesen.

Stärkung von Autonomie und Resilienz: Aufbauend auf den Grundannahmen zur Selbstorganisation von Systemen kann die systemische Therapeutin gar nicht anders, als diese Selbstorganisation zu respektieren und allenfalls zu unterstützen. Der Ansatz ist in Therapiekontexten emanzipatorisch in dem Sinne, dass Patienten und ihre Familien möglichst bald aus den Hilfe- und Fürsorgesystemen herauskommen können oder diese zumindest selbstbestimmt nutzen. In Kontexten von Gesundheitsförderung und Prävention trägt dieser Ansatz dem Grundsatz des *Empowerment* optimal Rechnung und geht sogar darüber hinaus: Menschen werden gar nicht „ermächtigt“, sie werden als „bereits mächtig“ angesehen, als die besten Spezialisten für sich selbst. Systemisches Arbeiten versteht sich selbst damit als das Herstellen einer optimalen Kooperationsbeziehung zwischen „zwei Spezialisten“, und systemische Professionalität besteht darin, die Randbedingungen dieser Kooperation zu optimieren.

Niederfrequente Therapien: Die Annahme, dass sich Menschen und Systeme auch bzw. vor allem ohne äußeres Zutun ändern, führt zu einer anderen Auffassung von Dosis-Wirkungs-Beziehungen in Therapien, als es in anderen Verfahren der

Fall ist. Man nimmt nicht an, dass viel Therapie auch viel hilft, sondern dass Therapie nur die kleine Verstörung liefern kann, die das System zu ansonsten selbsttätigen Veränderungen bringt. Das bedeutet nicht, dass es in der Frage der Dosis nicht auch differentielle Indikationsstellungen geben sollte. Menschen in Krisensituationen oder anderen – etwa chronischen – Problemlagen können durchaus über längere Zeiträume häufigere Therapiesitzungen brauchen.

Multisystemische Therapien: Den Begriff möchte ich an dieser Stelle weit fassen: Immer, wenn mehrere Systeme (z. B. Familie und Jugendamt und Justiz und Psychiatrie) am Werke sind, ist systemisches Denken und Handeln unerlässlich. Kein anderes Verfahren ist gleichermaßen geeignet, die Auftragslage zu klären und die Interdependenzen zu berücksichtigen. Die Multisystemische Therapie (MST; Swenson & Henggeler, 2005) im engeren Sinne macht sich die Interdependenzen von Familie, Schule, Lehrbetrieb und anderen Systemen zu Nutze, um überbordende Jugendliche oder vernachlässigte Kinder besser zu erreichen. Die Multifamilientherapie (Asen & Scholz, 2009) nutzt das vorhandene Wissen und die Fertigkeiten in Familien, um gegenseitige Unterstützung aufzubauen.

Beispiel aus der Tagesklinik des Marlborough Family Service in London (gezeigt von Eia Asen): Von den sechs anwesenden Familien wird die Fütterstörung eines Kleinkinds beobachtet und besprochen. Dessen Mutter hat selbst eine Essstörung und verzieht beim Füttern ihres Kindes jeweils angeekelt das Gesicht. Nun zeigt ihr einer der anwesenden Väter, ein wohlgenährter Mann indischer Herkunft, welch lustvolle Töne und Gesichtsausdrücke er beim Füttern macht.

Arbeit in Teams und Organisationen: Organisationsentwicklung und -beratung sind vielfach systemisch ausgerichtet. Im Sozial- und Gesundheitswesen hat dies aber noch lange nicht dazu geführt, dass systemische Organisationslehre und systemische Therapie oder Beratung zusammen-gedacht worden wären. Die meiste Zeit wurde, etwa in der Psychiatrie, die Wirkung der Teams und die Effekte der Unterbringung in einer großen Organisation unterschätzt. Dabei gibt es ältere Untersuchungen aus soziologischer und aus psychodynamischer Perspektive (z. B. Goffman, 1972; Bardé & Mattke, 1993), die dringend nahelegen, die Einflüsse des Therapiesystems näher in den Blick zu nehmen und auch für die Planung der Interventionen zu nutzen. Erst in letzter Zeit mehren sich die Versuche, ganze Teams und Organisationen nach systemischen Gesichtspunkten auszurichten und zu entwickeln (Borst & Studer, 2007; Schweitzer & Nicolai, 2010).

Wenn ganze Teams und ganze Organisationen in systemischem Denken und Handeln fortgebildet werden, muss sich die Führung auf einige „Risiken und Nebenwirkungen“ gefasst machen. Nicht nur, dass die Familiengespräche häufiger werden, plötzlich stationsübergreifende Reflecting Teams gebildet werden und von einem „gemeinsamen Fallverständnis“ geredet wird – auch Ideenproduktion und Spaß an der Arbeit nehmen zu. Der Respekt vor den Diagnosen sinkt, Ausnahmen von chronisch gestörtem Verhalten werden gesucht und gefunden. Die Mitarbeitenden interessieren sich für die Arbeit auf anderen Stationen und halten auch andere Meinungen für bedenkenswert.

Systemisches Denken fördert in besonderem Maße das Verständnis für Teamprozesse und die interdisziplinäre Arbeit, ohne die Berufsrollen zu negieren oder zu nivellieren.

Fallvignette Tim:

Ein Weiterbildungskandidat, Sozialpädagoge von Beruf, berichtet in der Supervision von seinem Bezugspatienten Tim, der, mittlerweile 18-jährig, seit mehreren Monaten wegen einer schweren Zwangsstörung in der Jugendpsychiatrie hospitalisiert ist. Seine getrennt lebenden Eltern kommen regelmäßig zu Gesprächen mit der fallführenden Psychologin, die auch für die verhaltenstherapeutischen Interventionen verantwortlich zeichnet, in die Klinik. Der Sozialpädagoge ist an diesen Gesprächen nicht dabei. Die Zwangsstörung erweist sich als hartnäckig und therapieresistent. Als Tim seine während der Hospitalisation begonnene Lehre nach wenigen Wochen abbricht und damit auch der geplante Einzug in ein Lehrlingswohnheim hinfällig wird, fragt der Sozialpädagoge genauer nach; er erfährt von Tim, dass er es gut findet, dass sich seine Eltern gemeinsam um seine schwere Zwangsstörung kümmern. Erst, als die Eltern ihm noch mehr gemeinsame Gespräche zusagen für den Fall, dass er die nächste Lehrstelle behält, ist Tim beruhigt und setzt an anderem Ort seine Lehre fort. In den Familiengesprächen wird nun zum Thema, dass sich Tim schon als fünfjähriger Bub dafür eingesetzt hatte, dass die Eltern weniger stritten; leider trennten sich die Eltern trotzdem. Eine interessante Beobachtung am Rande: Ganz am Anfang, als der Sozialpädagoge noch nichts von der Schwere der Störung wusste, ging er im Rahmen eines Stationsausflugs mit den Patienten auf eine Klettertour und ließ sich von Tim am Seil sichern. Von der Zwangsstörung war während des ganzen Tages am Berg nichts zu sehen.

Neben dem Nutzen, den ein systemisches Fallverständnis für die Therapie bringt, ist hier auch ein deutlicher Vorteil für Teamsupervisionen zu erkennen. Ob eine Supervision als „Team-" oder „Fallsupervision" bezeichnet wird, ist dabei relativ unwichtig. Teamkonflikte lösen sich oft, wenn ein gemeinsames Fallverständnis erarbeitet wird, und Probleme mit einem Patienten lösen sich oft, wenn sich das Team – auf die Aufgabe bezogen – besser versteht.

Arbeit mit und in Familienunternehmen: Familienunternehmen stellen einen Sonderfall sowohl für die Unternehmensberatung als auch für die Familientherapie dar. Aber erst, wenn die Beraterin oder der Therapeut die Sicht aufs Familienunternehmen zu richten gelernt hat und dabei ihr oder sein systemisches Handwerkszeug benutzt, wird deutlich, wie viele Familienunternehmen es tatsächlich gibt und wie bedeutsam die Verschränkung beider Perspektiven ist. Insofern sind es gar keine Sonderfälle mehr, sondern schon fast die Regel. Bezogen auf den mir so vertrauten psychiatrischen Kontext würde ich zu behaupten wagen, dass etwa die Hälfte der Fälle, die ich in 20 Jahren therapeutischer Arbeit gesehen habe, Menschen in Familienunternehmen betraf, und dass dieser Umstand jeweils von höchster Bedeutung war (zum Weiterlesen z. B. von Schlippe, Nischak & El Hachimi, 2008; von Schlippe & Klein, 2010).

Nach dieser Auflistung von Settings und Themenfeldern, in denen es ohne systemisches Denken gar nicht oder nur sehr viel schlechter geht, sei hier auch noch kurz erwähnt, was systemisches Denken und Handeln besonders auszeichnet: der sorgfältige Umgang mit Sprache und die Leichtigkeit des Therapeuten-Seins.

Der sorgfältige Umgang mit Sprache: Da es für die systemische Therapie zum Kernbestand gehört, darauf zu achten, wie Wirklichkeit (vorwiegend) sprachlich konstruiert wird, bekommt die Sprache hier eine besondere Relevanz. Auch höchst differenziert sich ausdrückende Menschen sprechen anders, nachdem sie erfolgreich eine systemische Ausbildung absolviert haben: menschenfreundlicher, weniger defizitorientiert, entwicklungsoptimistischer, anschlussfähiger, kooperationsfördernder, dialogischer.

Beispiel: Wenn man seelische Phänomene als Ergebnisse komplexer sozialer Beschreibungs- und Zuschreibungsprozesse versteht, fragt man eher danach, wie etwas gesehen wird, als danach, wie etwas „ist". Die Bearbeitung einer Klage wie: „Ich habe eine Depression!" könnte beispielsweise so beginnen: „Wer sagt das? Wer hat den Begriff als Erstes gewählt? Welches Verhalten von sich meinen Sie, wenn Sie ‚Depression' sagen? Beschreiben Sie sich im Moment auch als depressiv? Gibt es Momente, wo Sie es nicht so sehen? Würden Sie sich auch als depressiv beschreiben, wenn Sie schlafen? Warum dann nicht?", anstatt etwa zu fragen: „Seit wann haben Sie die Depression? Wie äußert sie sich? Wann hatten Sie die erste depressive Episode?"

Beispiel: Wenn man den Menschen als autonomes Wesen begreift, betont man eher seine Handlungsfähigkeit als sein Schicksal. Die Deliktbeschreibung eines Sexualstraftäters „Und dann ist es halt wieder passiert ..." wird konsequent transformiert in Sätze mit aktiver Verbform, indem man etwa fragt: „In welchem Moment haben Sie sich entschieden, dieses Kind zu missbrauchen?"

Die Leichtigkeit des Therapeuten-Seins: Durch die Betonung der Möglichkeiten statt der Einengungen wird es leichter und freudvoller, Therapeutin zu sein. Ungewöhnliche Sichtweisen sind mit Humor verbunden, denn Humor ist oft eine Form des überraschenden Reframings. Auch die Zusammenarbeit mit anderen Professionellen wird leichter, weil der Ärger über andere Standpunkte dem Verständnis für andere Anliegen Platz macht.

Aus- und Weiterbildungslandschaft

Was bedeutet nun all das Gesagte für die Aus- und Weiterbildungslandschaft? Es bedeutet, dass systemisches Denken nicht einfach in einem Zusatz-Modul gelernt werden kann; dazu spiegelt es viel zu sehr eine Grundhaltung wider. Als „Zweitverfahren", in einem längeren Curriculum angeeignet, würde es schon nachhaltiger wirken. Methode erster Wahl aber, um sich systemisches Denken zu eigen zu machen, ist, ein ganzes Curriculum in systemischer Therapie zu belegen.

Therapeutinnen und Berater nach mehrjähriger systemischer Weiterbildung unterscheiden sich dennoch darin, wie „durchdringend" sie sich systemisches Denken zu eigen gemacht haben. Nur ein Teil der Absolventinnen und Absolventen hat sich das Gelernte so angeeignet, dass sie die genannten Vorteile nutzen können und dadurch in der Lage sind, alle möglichen weiteren Methoden und Techniken in den Rahmen systemischen Denkens zu integrieren; der andere Teil „sympathisiert" mit dem systemischen Denken und versteht es, erreicht aber keine Meisterschaft darin und wird systemische und andere Methoden eher additiv anwenden.

Am wirkungsvollsten sind Ausbildungen, die Theorie und Praxis ständig zu verbinden vermögen. Am besten gelingt die Verbindung, wenn die Kurseinheiten im Wechsel mit Supervisionen, in der die eigene berufliche Praxis – am besten anhand von Videoaufnahmen oder Life-Gesprächen – reflektiert wird, stattfinden. Selbsterfahrung sollte nicht nur die Anwendung der Methoden auf die eigene

Person beinhalten, sondern auch helfen herauszufinden, was die eigene Geschichte und die eigene aktuelle Situation mit den Stärken und den blinden Flecken in den Therapien zu tun haben.

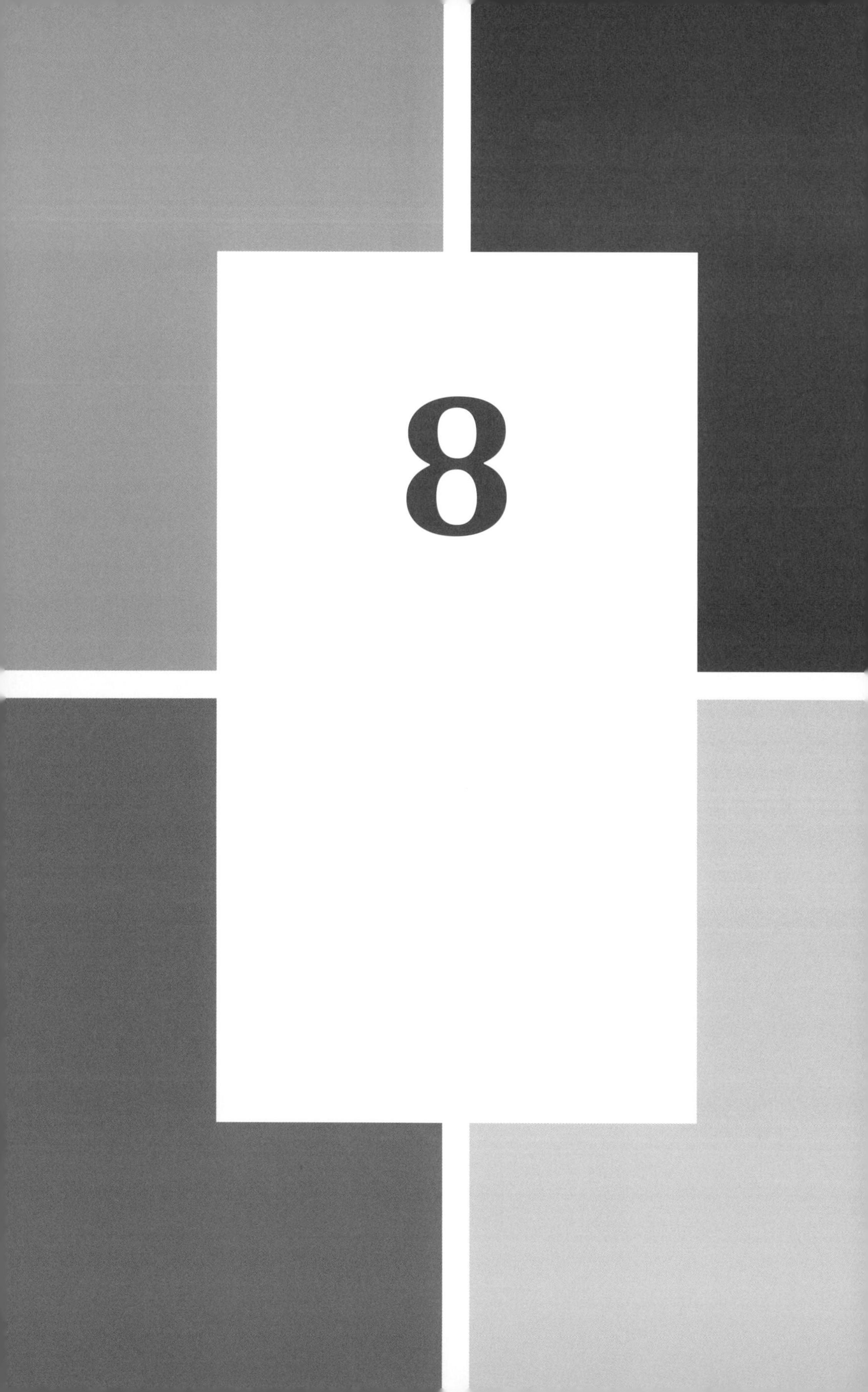
8

Zum Weiterlesen

zu Kapitel 2: Grundlagen des therapeutischen Konzepts

Schiepek, G. (1999). *Die Grundlagen der Systemischen Therapie. Theorie – Praxis – Forschung.* Göttingen: Vandenhoeck & Ruprecht.

Schlippe, A. von & Schweitzer, J. (2012). *Lehrbuch der systemischen Therapie und Beratung I.* Göttingen: Vandenhoeck & Ruprecht.

zu Kapitel 3: Grundhaltung der systemischen Therapie

Welter-Enderlin, R. & Hildenbrand, B. (2004). *Systemische Therapie als Begegnung.* Stuttgart: Klett-Cotta.

zu Kapitel 4: Praxis der systemischen Therapie

Schlippe, A. von & Schweitzer, J. (2009). *Systemische Interventionen.* Göttingen: UTB (Vandenhoeck & Ruprecht).

Schweitzer, J. & Schlippe, A. von (2006). *Lehrbuch der systemischen Therapie und Beratung II: Das störungsspezifische Wissen.* Göttingen: Vandenhoeck & Ruprecht.

Schwing, R. & Fryszer, A. (2006/2009). *Systemisches Handwerk. Werkzeug für die Praxis.* Göttingen: Vandenhoeck & Ruprecht.

zu Kapitel 5: Ideen über die Wirkung

Kriz, J. (1999). *Systemtheorie für Psychotherapeuten, Psychologen und Mediziner. Eine Einführung.* Wien: Facultas/UTB.

Sydow, K. von, Beher, S., Retzlaff, R. & Schweitzer, J. (2007). *Die Wirksamkeit der Systemischen Therapie/Familientherapie.* Göttingen: Hogrefe.

zu Kapitel 6: Systemische Therapie im Dialog

Kriz, J. (2001/2007). *Grundkonzepte der Psychotherapie.* Weinheim: Beltz.

Kriz, J. (2010). Systemtheorie als eine Metatheorie zur Integration psychotherapeutischer Ansätze. *Psychotherapie im Dialog, 11,* 28–33.

Lieb, H. (2009). *So hab ich das noch nie gesehen. Systemische Therapie für Verhaltenstherapeuten.* Heidelberg: Carl-Auer-Verlag.

zu Kapitel 7: Was die systemische Therapie besonders gut kann

Seikkula, J. & Arnkil, T. E. (2007). *Dialoge im Netzwerk. Neue Beratungskonzepte für die psychosoziale Praxis.* Neumünster: Paranus-Verlag.

Weber, R. (2008). *Paare in Therapie. Erlebnisintensive Methoden und Übungen.* Stuttgart: Klett-Cotta.

Wirsching, M. & Scheib, P. (Hrsg.). (2002). *Paar- und Familientherapie.* Berlin: Springer.

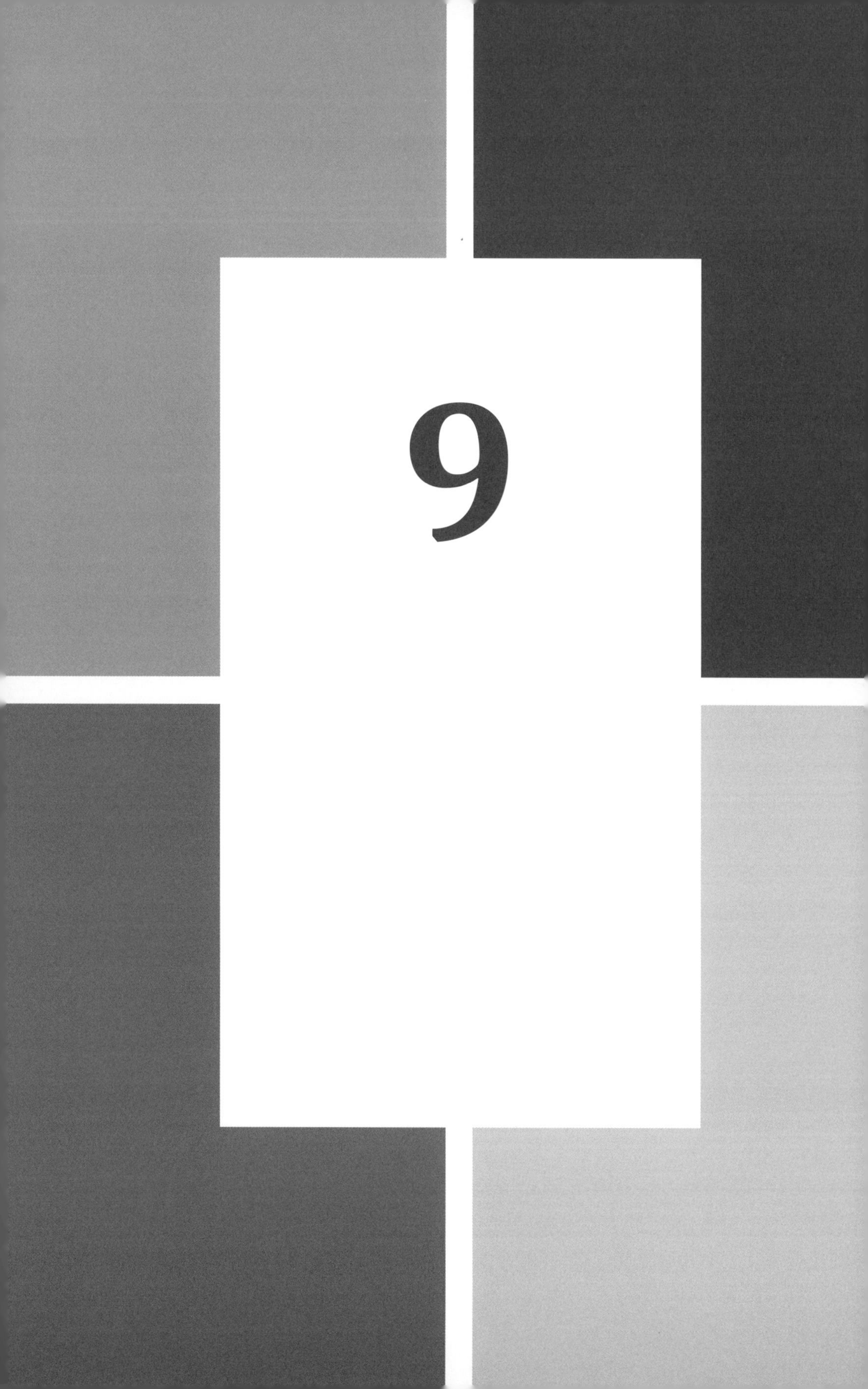

9

Im Text zitierte Literatur

Aderhold, V. & Borst, U. (2009). Viele Wege in die Psychose. Neue Empirie zur alten Hypothese von Vulnerabilität und Stress. *Familiendynamik, 34,* 370–385.

Andersen, T. (Hrsg.). (1990). *Das Reflektierende Team. Dialoge und Dialoge über die Dialoge.* Dortmund: Verlag Modernes Lernen.

Antonovsky, A. (1979). *Health, stress and coping.* San Francisco: Jossey-Bass.

Asen, E. & Scholz, M. (2009*). Praxis der Multifamilientherapie.* Heidelberg: Carl-Auer-Verlag.

Bardé, B. & Mattke, D. (Hrsg.). (1993). *Therapeutische Teams.* Göttingen: Vandenhoeck & Ruprecht.

Berger, P. L. & Luckmann, T. (1966). *Die gesellschaftliche Konstruktion der Wirklichkeit.* Frankfurt a. M.: Fischer.

Blankenburg, W. (Hrsg.). (1989). *Biographie und Krankheit.* Stuttgart: Thieme.

Blankenburg, W. (1999). Interaktions-Wirklichkeit – Basis der Psychiatrie. In M. Krisor & H. Pfannkuch (Hrsg.), *Psychiatrie auf dem Weg – Menschenbild, Krankheitsverständnis und therapeutisches Handeln* (S. 66–83). Lengerich: Pabst.

Bodenmann, G. (2009). *Depression und Partnerschaft. Hintergründe und Hilfen.* Bern: Huber.

Borcsa, M., Kämmerer, A., Köllner, V., Lieb, H., Schauenburg, H., Schlippe, A. von, Senf, W., Wilms, B., Schweitzer, J. & Broda, M. (2010). Zum Stand der Integration in der Psychotherapie. *Psychotherapie im Dialog, 11* (1), 3–14.

Borst, U. (2003). Diagnostik und Wissen in der psychiatrischen Klinik: Bis wohin nützlich, ab wann hinderlich? *Familiendynamik, 28,* 201–218.

Borst, U. (2006). Psychische Krisen und Krankheiten, Resilienz und „Sollbruchstellen". In R. Welter-Enderlin & B. Hildenbrand (Hrsg.), *Resilienz – Gedeihen trotz widriger Umstände* (S. 192–204). Heidelberg: Carl-Auer-Verlag.

Borst, U. (2011). *Wenn die Liebe überschattet wird. Leben mit einem depressiven Partner.* Stuttgart: Patmos.

Borst, U. & Dinkel-Sieber, S. (2012). Therapie als Begegnung und ihr zeitlicher Rahmen. In U. Borst & H. Hildenbrand (Hrsg.), *Zeit essen Seele auf. Der Faktor Zeit in Beratung und Therapie* (S. 137–156). Heidelberg: Carl-Auer-Verlag.

Borst, U. & Lanfranchi, A. (2011). *Liebe und Gewalt in nahen Beziehungen.* Heidelberg: Carl-Auer-Verlag.

Borst, U. & Leherr, H. (2008). Zwangsbehandlung und Verhandlungskultur in der Psychiatrie. *Familiendynamik, 33,* 161–176.

Borst, U. & Studer, K. (2007). Navigieren, Driften und Wellenschlagen. Unternehmensentwicklung in einer psychiatrischen Klinik. *Organisationsentwicklung, 1,* 53–60.

Bourdieu, P. (1974). Der Habitus als Vermittlung zwischen Struktur und Praxis. In Ders., *Zur Soziologie der symbolischen Formen* (S. 125–158). Frankfurt a. M.: Suhrkamp.

Buchholz, M. B.(1998). Sprachliche Interaktion und Diagnose. *System Familie, 11,* 47–59.

Caspar, F. (2010). Wie allgemein ist Grawes „Allgemeine Psychotherapie"? *Psychotherapie im Dialog, 11,* 15–22.

Cecchin, G. (1988). Zum gegenwärtigen Stand von Hypothetisieren, Zirkularität und Neutralität – eine Einladung zur Neugier. *Familiendynamik, 13,* 190–203.

Ciompi, L. (1982). *Affektlogik. Über die Struktur der Psyche und ihre Entwicklung. Ein Beitrag zur Schizophrenieforschung.* Stuttgart: Klett-Cotta.

Ciompi, L. (1997). *Die emotionalen Grundlagen des Denkens. Entwurf einer fraktalen Affektlogik.* Göttingen: Vandenhoeck & Ruprecht.

Ciompi, L. (2000). Krisentheorie heute – eine Übersicht. In U. Schnyder & J.-D. Sauvant (Hrsg.), *Krisenintervention in der Psychiatrie* (S. 13–25). 3. Auflage. Bern: Huber.

Conen, M.-L. & Cecchin, G. (2007). *Wie kann ich Ihnen helfen, mich wieder los zu werden?* Heidelberg: Carl-Auer-Verlag.

Cullberg, J. (1978). Krisen und Krisentherapie. *Psychiatrische Praxis, 5,* 25–34.

de Shazer, S. (2002). *Der Dreh. Überraschende Wendungen und Lösungen in der Kurzzeittherapie.* 7. Auflage. Heidelberg: Carl-Auer-Verlag.

Ebbecke-Nohlen, A. (2009). *Einführung in die systemische Supervision.* Heidelberg: Carl-Auer-Systeme.

Erickson, M. H. & Rossi, E. L. (1999). *Hypnotherapie. Aufbau, Beispiele, Forschungen.* München: Pfeiffer.

Erikson, E. H. (1966/1973). *Identität und Lebenszyklus.* Frankfurt a. M.: Suhrkamp.

Fivaz-Depeursinge, E. (2009). Trianguläre Kommunikation von Babys in »Zwei-für-einen«-versus »Zwei-gegen-einen«-Dreiecken. *Familiendynamik, 34,* 136–145.

Fliegel, S. (2010). Berufspolitik: Das Forschungsgutachten „Zur Ausbildung in Psychologischer Psychotherapie und Kinder- und Jugendlichenpsychotherapie". *Familiendynamik, 35,* 267–269.

Foerster, H. von & Pörksen, B. (1998). *Wahrheit ist die Erfindung eines Lügners. Gespräche für Skeptiker.* Heidelberg: Carl-Auer-Verlag.

Fonagy, P., Gergely, G., Jurist, E. L. & Target, M. (2004). *Affektregulierung, Mentalisierung und die Entwicklung des Selbst.* Stuttgart: Klett-Cotta.

Fraenkel, P. (2011). Die therapeutische Palette. Ein Leitfaden für die Methodenauswahl in der integrativen Paartherapie. *Familiendynamik, 36,* 52–69.

Frankl, V. (1982/2007). *... trotzdem Ja zum Leben sagen: Ein Psychologe erlebt das Konzentrationslager.* München: dtv.

Fürstenau, P. (2007). *Psychoanalytisch verstehen – Systemisch denken – Suggestiv intervenieren.* Stuttgart: Pfeiffer (Klett-Cotta).

Gergen, K. (2002). *Konstruierte Wirklichkeiten. Eine Hinführung zum sozialen Konstruktionismus.* Stuttgart: Kohlhammer.

Gerlach, A. (2010). Kritische Aspekte der Therapieintegration aus Sicht eines Psychoanalytikers. *Psychotherapie im Dialog, 11,* 13–14.

Glasersfeld, E. von (2010). Drei Typen von Lernen. *Familiendynamik, 35,* 144–148.

Goffmann, E. (1972). *Asyle.* Frankfurt a. M.: Suhrkamp.

Grawe, K. (1995). Grundriss einer Allgemeinen Psychotherapie. *Psychotherapeut, 40,* 130–145.

Grawe, K. (2004). *Neuropsychotherapie.* Göttingen: Hogrefe.

Grossmann, K. & Grossman, K. E. (2008). Die psychische Sicherheit in Bindungsbeziehungen. Basis für psychologische Anpassungsfähigkeit. *Familiendynamik, 33,* 231–259.

Haken, H. & Schiepek, G. (2010). *Synergetik in der Psychologie. Selbstorganisation verstehen und gestalten* (2. Aufl.). Göttingen: Hogrefe.

Hargens, J. (2004). Kundin, Kundige, Kundschafterin. Gedanken zur Grundlegung eines „helfenden" Zugangs. In Ders. *Aller Anfang ist ein Anfang. Gestaltungsmöglichkeiten hilfreicher systemischer Gespräche* (S. 142–153). Göttingen: Vandenhoeck & Ruprecht.

Hargens, J. & Schlippe, A. von (2002^2). *Das Spiel der Ideen. Reflektierendes Team und systemische Praxis.* Dortmund: Borgmann.

Heinrichs, N., Saßmann, H., Hahlweg, K. & Perrez, M. (2002). Prävention kindlicher Verhaltensstörungen. *Psychologische Rundschau, 53,* 170–183.

Henggeler, S. W., Pickrel, S. G., Brondino, M. J. & Crouch, J. L. (1996). Eliminating (almost) treatment dropout of substance abusing or dependent delinquents through homebased multisystemic therapy. *American Journal of Psychiatry, 153,* 427–428.

Hildenbrand, B. (2002). Generationsbeziehungen in struktural-hermeneutischer Perspektive. Verfügbar unter: http://www.sfb580.uni-jena.de/veroeffentlichungen/c33.html [22.05.2012].

Hildenbrand, B. (2005a). *Einführung in die Genogrammarbeit.* Heidelberg: Carl-Auer-Verlag.

Hildenbrand, B. (2005b). *Fallrekonstruktive Familienforschung.* Anleitungen für die Praxis (2. Auflage) (Reihe Qualitative Sozialforschung, Band 6). Wiesbaden: VS Verlag für Sozialwissenschaften.

Imber-Black, E. (1995). *Geheimnisse und Tabus in Familie und Familientherapie.* Freiburg im Breisgau: Lambertus.

Imber-Black, E. (2000). *Die Macht des Schweigens.* Stuttgart: Klett-Cotta.

Imber-Black, E., Roberts, J. & Whiting, R. A. (2001). *Rituale in Familien und Familientherapie.* Heidelberg: Carl-Auer-Systeme.

Jones, E. & Asen, E. (2002). *Wenn Paare leiden – Wege aus der Depressionsfalle. Therapeutische Forschung und Praxis.* Dortmund: Borgmann.

Klein, U. (2010). Das Spiel mit der Komplexität. Zu den systemischen Grundlagen szenischer Arbeitsformen. *Familiendynamik, 35,* 196–209.

Krause, R. & Merten, J. (1996). Affekte, Beziehungsregulierung, Übertragung und Gegenübertragung. *Z. psychosom. Med., 42,* 261–280.

Kriz, J. (1992). *Chaos und Struktur. Systemtheorie, Band 1.* München: Quintessenz.

Kriz, J. (1999). *Systemtheorie für Psychotherapeuten, Psychologen und Mediziner. Eine Einführung.* Wien: Facultas/UTB.

Kriz, J. (2001/2007). *Grundkonzepte der Psychotherapie.* Weinheim: Beltz.

Kriz, J. (2005). Schöpferisches Chaos in der Psychotherapie. *Systeme, 19,* 20–45.

Kriz, J. (2010). Systemtheorie als eine Metatheorie zur Integration psychotherapeutischer Ansätze. *Psychotherapie im Dialog, 11,* 28–33.

Kriz, J. (2011). *Chaos, Angst und Ordnung. Wie wir unsere Lebenswelt gestalten.* Göttingen: Vandenhoeck & Ruprecht.

Levold, T. (2006). Metaphern der Resilienz. In R. Welter-Enderlin & B. Hildenbrand (Hrsg.), *Resilienz – Gedeihen trotz widriger Umstände* (S. 230–254). Heidelberg: Carl-Auer-Verlag.

Lieb, H. (2009). *So hab ich das noch nie gesehen. Systemische Therapie für Verhaltenstherapeuten.* Heidelberg: Carl-Auer-Verlag.

Luhmann, N. (1987). *Soziale Systeme: Grundriß einer allgemeinen Theorie.* Frankfurt a. M.: Suhrkamp.

Maturana, H. R. & Varela, F. J. (1987). *Der Baum der Erkenntnis. Die biologischen Wurzeln des Erkennens.* München: Goldmann.

McGoldrick, M. & Gerson, R. (1990). *Genogramme in der Familienberatung.* Bern: Verlag Hans Huber.

Meyer-Drawe, K. (2008). *Diskurse des Lernens.* Paderborn: Wilhelm Fink.

Minuchin, S. & Fishman, H. C. (1981). *Family therapy techniques.* Cambridge, MA: Harvard University Press.

Noam, G. G. & Hermann, C. A. (2002). Where education and mental health meet: Developmental prevention and early intervention in schools. *Development and Psychopathology, 14,* 861–875.

Oevermann, U. (1991). Genetischer Strukturalismus und das sozialwissenschaftliche Problem der Erklärung der Entstehung des Neuen. In S. Müller-Doohm (Hrsg.), *Jenseits der Utopie* (S. 267–336). Frankfurt a. M.: Suhrkamp.

Oevermann, U. (2004). Sozialisation als Prozess der Krisenbewältigung. In D. Geulen & H. Veith (Hrsg.), *Sozialisationstheorie interdisziplinär* (S. 155–181). Stuttgart: Lucius & Lucius.

Omer, H. & Schlippe, A. von (2004). *Autorität durch Beziehung. Die Praxis des gewaltlosen Widerstands in der Erziehung.* Göttingen: Vandenhoeck & Ruprecht.

Orlinsky, D. E. (1994). Learning from many masters. *Psychotherapeut, 39,* 2–9.

Papp, P. & Imber-Black, E. (1996). Familienthemen: Übergänge und Wandel. *System Familie, 9,* 12–21.

Pestalozzi-Bridel, A. (2011). *Worte sind Silber – was ist Gold? Heilsame Geschichten entwickeln in Körper, Bild und Sprache. Ein integratives psychotherapeutisches Konzept.* Stuttgart: Klett-Cotta.

Pinsof, W., Breunlin, D., Russell, W. & Lebow, J. (2010). Problemzentrierte Metarahmen: eine empiriebasierte Perspektive für die Familien-, Paar- und Einzeltherapie. *Psychotherapie im Dialog, 11,* 34–41.

Probst, G. J. B. (1987). *Selbstorganisation – Ordnungsprozesse in sozialen Systemen aus ganzheitlicher Sicht.* Berlin: Paul Parey.

Radice von Wogau, J., Eimmermacher, H. & Lanfranchi, A. (Hrsg.). (2004). *Therapie und Beratung von Migranten. Systemisch-interkulturell denken und handeln.* Weinheim: Beltz.

Reddemann, L. (2001). *Imagination als heilsame Kraft.* Stuttgart: Klett-Cotta.

Reiter, L. (1991). Clinical Constellations: A concept for therapeutic practice. In W. Tschacher, G. Schiepek & E. J. Brunner (Eds.), *Selforganization and Clinical Psychology* (pp. 323–340). Berlin: Springer.

Reiter, L., Brunner, E. J. & Reiter-Theil, S. (1997). *Von der Familientherapie zur systemischen Perspektive.* Berlin: Springer.

Reiter, L. & Strotzka, H. (1977). Der Begriff der Krise. Ideengeschichtliche Wurzeln und aktuelle Probleme des Krisenbegriffs. *Psychiatria clinica, 10,* 7–26.

Retzer, A. (1994). *Familie und Psychose. Zum Zusammenhang von Familieninteraktion und Psychopathologie bei schizophrenen, schizoaffektiven und manisch-depressiven Psychosen.* Stuttgart: G. Fischer.

Retzlaff, R., Beher, S., Rotthaus, W., Schweitzer, J. & Sydow, K. von (2009). Systemische Therapie mit Erwachsenen, Kindern und Jugendlichen. Zum aktuellen Stand der Wirksamkeitsforschung. *Familiendynamik, 34,* 284–295.

Rotthaus, W. (1989). Die Auswirkungen systemischen Denkens auf das Menschenbild des Therapeuten und seine therapeutische Arbeit. *Prax. Kinderpsychol. Kinderpsychiat., 38,* 10–16.

Rotthaus, W. (2005). Systemische Therapie. In F. Resch, & M. Schulte-Markwort (Hrsg.), *Kursbuch für integrative Kinder- und Jugendpsychiatrie* (S. 72–86). Weinheim: Beltz.

Rufer, M. (2012). Erfasse komplex, handle einfach. Systemische Psychotherapie als Praxis der Selbstorganisation – ein Lernbuch. Göttingen: Vandenhoeck & Ruprecht.

Saile, H., Röding, A. & Friedrich-Löffler, A. (1999). Familienprozesse bei Aufmerksamkeits- und Hyperaktivitätsstörung. *Zeitschrift für Kinder- und Jugendpsychiatrie, 27* (1), 19–26.

Scharfetter, C. (2002). *Allgemeine Psychopathologie.* 5. Auflage. Stuttgart: Thieme.

Schiepek, G. (1999). *Die Grundlagen der Systemischen Therapie. Theorie – Praxis – Forschung.* Göttingen: Vandenhoeck & Ruprecht.

Schiepek, G. (Hrsg.). (2011). *Neurobiologie der Psychotherapie.* 2. Auflage. Stuttgart: Schattauer.

Schindler, H. & Schlippe, A. von (2006). Psychotherapeutische Ausbildungen und psychotherapeutische Praxis kassenzugelassener Psychologischer PsychotherapeutInnen und Kinder- und JugendlichentherapeutInnen. *Psychotherapie im Dialog, 7,* 334–337.

Schlippe, A. von (2010). Familientherapie im Überblick. 12. Auflage (überarbeitete Neuauflage). Paderborn: Junfermann.

Schlippe, A. von & Klein, S. (2010). Familienunternehmen – blinder Fleck der Familientherapie? *Familiendynamik, 35,* 10–21.

Schlippe, A. von, Nischak, A. & El Hachimi, M. (Hrsg.). (2008). *Familienunternehmen verstehen. Gründer, Gesellschafter und Generationen.* Göttingen: Vandenhoeck & Ruprecht.

Schlippe, A. von & Schweitzer, J. (2009). *Systemische Interventionen.* Göttingen: UTB (Vandenhoeck & Ruprecht).

Schlippe, A. von & Schweitzer, J. (2012). *Lehrbuch der systemischen Therapie und Beratung I.* Göttingen: Vandenhoeck & Ruprecht.

Schmidt, G. (1996). Vom sogenannten „Rückfall" zur Nutzung von „Ehrenrunden" als wertvoller Informationsquelle. In K. Richelshagen (Hrsg.), *SuchtLösungen* (S. 49–75). Freiburg: Lambertus.

Schmidt, S. E., Liddle, H. A. & Dakof, G. A. (1996). Changes in parental practices and adolescent drug abuse during Multidimensional Family Therapy. *Journal of Family Psychology, 10* (1), 12–27.

Schmitt, A. & Weckenmann, M. F. (2009). Settingdesign in der (systemischen) Therapie mit Kindern – Teil I: Indikationen. *Familiendynamik, 34,* 74–91.

Schneewind, K. A. (2010). *Familienpsychologie.* 3. Auflage. Stuttgart: Kohlhammer.

Scholz, M. (2005). Was können systemische Tageskliniken in der Kinder- und Jugendpsychiatrie leisten? *Zeitschrift für systemische Therapie & Beratung, 23,* 171–178.

Schulz von Thun, F. (1998). *Miteinander reden 3 – Das „innere Team" und situationsgerechte Kommunikation.* Reinbek: Rowohlt.

Schwartz, R. C. (2007). *Systemische Therapie mit der inneren Familie.* Stuttgart: Klett-Cotta.

Schweitzer, J. (1995). Kundenorientierung als systemische Dienstleistungsphilosophie. *Familiendynamik, 20,* 292–313.

Schweitzer, J. & Nicolai, L. (2010). *SYMPAthische Psychiatrie. Handbuch systemisch familienorientierter Arbeit.* Göttingen: Vandenhoeck & Ruprecht.

Schweitzer, J. & Schlippe, A. von (2006). *Lehrbuch der systemischen Therapie und Beratung II: Das störungsspezifische Wissen.* Göttingen: Vandenhoeck & Ruprecht.

Schwing, R. & Fryszer, A. (2006/2009). *Systemisches Handwerk. Werkzeug für die Praxis.* Göttingen: Vandenhoeck & Ruprecht.

Seiffge-Krenke, I. (2009). *Psychotherapie und Entwicklungspsychologie: Beziehungen, Herausforderungen, Ressourcen, Risiken.* Berlin: Springer.

Seikkula, J. & Arnkil, T. E. (2007). *Dialoge im Netzwerk. Neue Beratungskonzepte für die psychosoziale Praxis.* Neumünster: Paranus-Verlag.

Selvini Palazzoli, M., Boscolo, L., Cecchin G. & Prata, G. (1981). Hypothetisieren, Zirkularität, Neutralität: drei Richtlinien für den Leiter der Sitzung. *Familiendynamik, 6,* 123–139.

Simon, F. B. & Rech-Simon, Ch. (1999). *Zirkuläres Fragen. Systemische Therapie in Fallbeispielen: Ein Lernbuch.* Heidelberg: Carl-Auer-Verlag.

Simon, F. & Weber, G. (1987). Vom Navigieren beim Driften. Die Bedeutung des Kontextes der Therapie. *Familiendynamik, 12,* 355–362.

Simon, F. & Weber, G. (1992). Vorfall oder Rückfall. *Familiendynamik, 17,* 93–99.

Stern, D. N., Bruschweiler-Stern, N., Harrison, A. M., Lyons-Ruth, K., Morgen, A. C., Nahum, J. P., Sander, L. & Tronick, E. Z. (2001). Die Rolle des impliziten Wissens bei der therapeutischen Veränderung – Einige Auswirkungen entwicklungspsychologischer Beobachtungen für die psychotherapeutische Behandlung Erwachsener. *PPmP – Psychother., Psychosom., med. Psychol., 51* (3/4), 147–152.

Streeck, U. & Leichsenring, F. (2009). *Handbuch psychoanalytisch-interaktionelle Therapie: Behandlung von Patienten mit strukturellen Störungen und schweren Persönlichkeitsstörungen.* Göttingen: Vandenhoeck & Ruprecht.

Sturm, J. (2010). Kritische Aspekte der Therapieintegration aus Sicht eines Verhaltenstherapeuten. *Psychotherapie im Dialog, 11,* 12–13.

Swenson, C. C. & Henggeler, S. W. (2005). Die multisystemische Therapie: Ein ökologisches Modell zur Behandlung schwerer Verhaltensstörungen bei Jugendlichen. *Familiendynamik, 30,* 218–234.

Sydow, K. von, Beher, S., Retzlaff, R. & Schweitzer, J. (2007). *Die Wirksamkeit der Systemischen Therapie/Familientherapie.* Göttingen: Hogrefe.

Walsh, F. (2003). Family resilience: A framework for clinical practice. *Family Process, 42,* 1–18.

Walsh, F. (2006). *Strengthening Family Resilience* (2nd ed.). New York: Guilford Press.

Walter, H. (Hrsg.). (2002). *Männer als Väter. Sozialwissenschaftliche Theorie und Empirie.* Giessen: Psychosozial-Verlag.

Watzlawick, P., Beavin, J. H. & Jackson, D. D. (1969). *Menschliche Kommunikation – Formen, Störungen, Paradoxien.* Bern: Huber.

Weber, G., Schmidt, G. & Simon, F. S. (2005). *Aufstellungsarbeit revisited ... nach Hellinger?* Mit einem Metakommentar von Matthias Varga von Kibéd. Heidelberg: Carl-Auer-Verlag.

Weber, R. (2008). *Paare in Therapie. Erlebnisintensive Methoden und Übungen.* Stuttgart: Klett-Cotta.

Weckenmann, M. F. & Schmitt, A. (2009). Settingdesign in der (systemischen) Therapie mit Kindern – Teil II: Interventionen. *Familiendynamik, 34,* 182–192.

Welter-Enderlin, R. (1990). Skelette im Keller und Schätze auf dem Dachboden. Familientherapiegeschichte(n). *System Familie, 4,* 196–205.

Welter-Enderlin, R. (1999). *Wie aus Familiengeschichten Zukunft entsteht.* Freiburg: Herder.

Welter-Enderlin, R. (2002). Nützlichkeit und Grenzen von Ritualen und ritualisierten Übergängen in der Praxis systemischer Therapie. In R. Welter-Enderlin & B. Hildenbrand (Hrsg.), *Rituale – Vielfalt in Alltag und Therapie* (S. 237–249). Heidelberg: Carl-Auer-Systeme.

Welter-Enderlin, R. & Hildenbrand, B. (2004). *Systemische Therapie als Begegnung.* Stuttgart: Klett-Cotta.

Welter-Enderlin, R. & Hildenbrand, B. (2010). *Resilienz – Gedeihen trotz widriger Umstände.* 3. Auflage. Heidelberg: Carl-Auer-Verlag.

Werner, E. (1989). High-risk children in young adulthood: A longitudinal study from birth to 32 years. *American Journal of Orthopsychiatry, 59,* 72–81.

Werner, E. (2000). Protective factors and individual resilience. In J. Shonkoff & S. Meisels (Eds.), *Handbook of early childhood and intervention* (pp. 115–132) (2nd ed.). Cambridge: Cambridge University Press.

Werner, E. (2006). Wenn Menschen trotz widriger Umstände gedeihen – und was man daraus lernen kann. In R. Welter-Enderlin & B. Hildenbrand (Hrsg.), *Resilienz. Gedeihen trotz widriger Umstände* (S. 28–42). Heidelberg: Carl-Auer-Verlag.

White, M. & Epston, D. (1992/2006). *Die Zähmung der Monster.* Heidelberg: Carl-Auer-Verlag.